Digitally Guided Dental Therapy

State-of-the-Art Dental Technology

数字化牙科诊疗实践

（日）植松厚夫 著

杨 磊 杨果杰 译

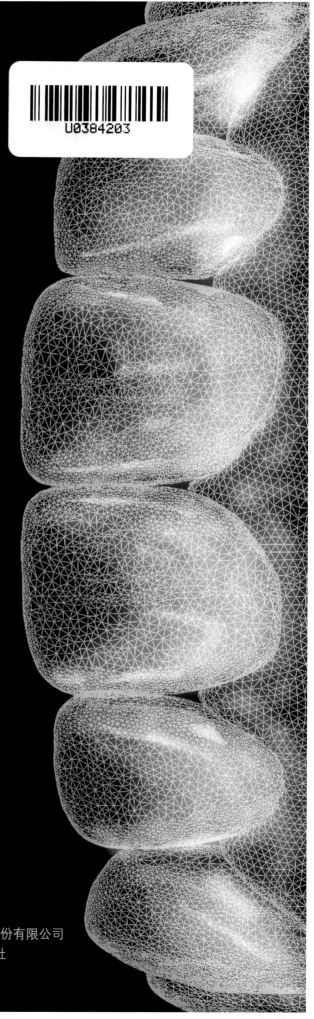

北方联合出版传媒（集团）股份有限公司

辽宁科学技术出版社

沈 阳

图文编辑

杨 洋 曹 勇 刘玉卿 张 浩

图书在版编目（CIP）数据

数字化牙科诊疗实践 /（日）植松厚夫著；杨磊，杨果杰译.—沈阳：辽宁科学技术出版社，2021.1

ISBN 978-7-5591-1722-9

Ⅰ.①数…　Ⅱ.①植…　②杨…　③杨…　Ⅲ.①数字技术—应用—牙疾病—诊疗—研究　Ⅳ.①R78-39

中国版本图书馆CIP数据核字（2020）第157370号

出版发行：辽宁科学技术出版社
　　　　　（地址：沈阳市和平区十一纬路25号　邮编：110003）
印 刷 者：上海利丰雅高印刷有限公司
经 销 者：各地新华书店
幅面尺寸：210mm×285mm
印　　张：8.25
插　　页：5
字　　数：200千字
出版时间：2021年1月第1版
印刷时间：2021年1月第1次印刷
策划编辑：陈　刚
责任编辑：殷　欣
封面设计：袁　舒
版式设计：袁　舒
责任校对：李　霞

书　　号：ISBN 978-7-5591-1722-9
定　　价：268.00元

投稿热线：024-23280336
邮购热线：024-23280336
E-mail:cyclonechen@126.com
http://www.lnkj.com.cn

数字化牙科诊疗实践

出版寄语

　　我与植松厚夫先生初次相遇是在22年前东京SJCD的培训会上。那时的植松厚夫先生已从美国哈佛大学齿学部牙周病学毕业回日本。他具有深厚的学术基础兼具高超的临床技术。在此之上，又学习了SJCD的检查诊断技术和世界先进的知识，更加磨炼了他作为牙科医生的能力。

　　之后植松先生又担任了东京SJCD的理事、副会长，日本神奈川齿科大学临床教授（牙周、种植），日本临床齿科学会指导医生、日本种植学会专科医生–指导医生，还取得了新加坡牙科医生行医执照。

　　当得知植松先生准备出版《数字化牙科诊疗实践》一书时，我感到非常高兴。植松先生既精通牙周、修复与种植技术，又有丰富的诊疗经验。我们期待植松先生给我们展示最新的牙科数字化诊疗的理念和临床治疗经验。

　　拜读此书后，让我感受最深的是数字化技术已经灵活地应用在牙科的诊查和诊断之中。

　　熟练的牙科医生一定能够使用硅橡胶印模材料非常清楚地取到牙龈下模型。优秀的牙科技师也一定会制作出比CAD/CAM更加漂亮的冠修复体。植松先生并不满足现状，仍然致力于数字化技术的开发与应用。

　　通过将口内扫描数据和CBCT数据的叠加拟合，可以在3D图像中同时确认牙列和颞下颌关节的状态。根据颌骨硬组织形态和口内扫描软组织的数据，设定虚拟假想咬合平面制作临时修复体。这些是数字化独有的功能，是传统方法无法做到的。应用数字化技术进行诊查、诊断和制订治疗计划才是下一个时代牙科诊疗应有的方向。

　　我衷心祝愿本书可以给更多的朋友在临床上带来帮助。祝愿数字化牙科诊疗技术更加发展、进步。

山崎长郎

日本临床齿科学会理事长

原宿齿科医院院长

2019年7月

前　言

近年来，随着计算机技术的发展，数字化牙科应用越发成熟。数字化的一大特征是可以通过各种各样的软件把计算机转换成自己需要的工具。大约10年前，牙科诊疗领域开始引进数字化技术，最先发展的是应用软件和切削机、用CAD软件进行设计、用CAM切削制作牙冠等。之后，在CAD/CAM所用的材料和材料盘的大小方面不断开发，现在已经可以应用于各种牙科治疗。而且云端服务（Cloud）和无线网络（Wi-Fi）等通信网络系统的进步，也为数字化牙科诊疗进入网络开放系统提供了契机。

特别是近几年，口内扫描仪（intraoral scanner，IOS）应用于牙科诊疗，可以记录和保存患者口内牙齿、软组织形态以及咬合关系等的彩色3D立体图像。这些彩色3D立体图像的数据能够以STL文件格式传递使用。通过应用软件的不断开发，数字化牙科诊疗技术将会得到更加迅速的发展。

通过数字化技术可以将CBCT和IOS采集到的真实度（trueness）与精度（precision）高的3D数据按照不同的治疗目的进行拟合，可以把本来只存在于诊疗室的患者信息通过网络瞬间传递到世界各地。

众所周知，现代牙科诊疗是从面貌开始诊断，以改善功能、美学为目标制订治疗计划。但是例如传统诊疗方法中确定上颌相对于颅骨的位置、确定治疗性颌位、确定咬合平面等修复学基准时，医生都无法视觉直接确认，往往需要通过大量的临床实践用感觉去摸索。运用数字化技术可以将传统方法中依靠感觉摸索的部分变为可视化，提高了治疗的准确性和可重复性。

另外，在种植治疗中，通过数字化技术可以在实际操作之前进行模拟，得到创伤最小和安全性更高的治疗效果。

本书首先在开篇中结合临床病例探讨了数字化诊疗的必要性。在第1章、第2章中介绍了数字化牙科诊疗的基础知识、IOS的特征以及临床应用。在第3章中详细介绍了如何应用CBCT和IOS的数据拟合进行整体咬合重建。我们相信这种方法将成为未来数字化诊疗的核心。本书还把一些仅凭纸面难以详述的IOS的使用方法和计算机模拟方法等制作成动画视频，供读者学习参考（参照P.8）。

我们期待着尽快实现以数字化为基础的牙科诊疗。通过数字化技术进行检查、诊断、提取问题点、制订治疗计划，在数字化虚拟设计的导航下实施高精度的治疗。快速地向数字化牙科诊疗的时代进化。

如果本书对大家有所帮助的话，我会倍感荣幸。

植松厚夫

2019年7月

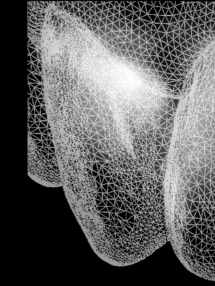

Digitally Guided Dental Therapy

State-of-the-Art Dental Technology

数字化牙科诊疗实践

目 录

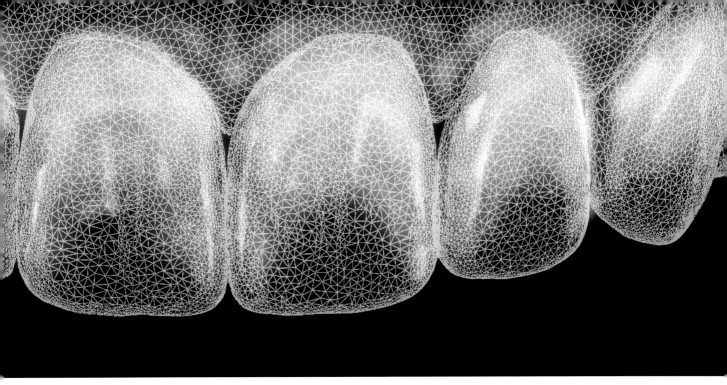

封面图片：田中文博（横滨核心数码技工室）

动画视频目录介绍

本书中有 标识的部分可以通过视频观看

 扫码关注后
输入sj01
观看视频

Digitally Guided Dental Therapy

数字化牙科诊疗实践 **附动画视频**

为什么牙科诊疗需要数字化技术？

最大的好处是通过数字化技术可以确认以前视觉无法看到的治疗基准。

例如，通过口内扫描仪（intraoral scanner，IOS）和CBCT的数据拟合，鼻翼耳平面、正中关系位等各种修复基准可以变为可视化。另外，使用口内扫描采集咬合关系后，可以从以往无法观察的角度确认咬合接触点，在任意位置确认修复体的厚度。可以让诊断蜡型在虚拟𬌗架上做各种𬌗运动，事先确认前牙诱导是否适合患者。

这样，应用虚拟治疗计划是数字化诊疗最大的优点。

而且，使用IOS，还具有感染风险小、没有印模材料误咽危险、减少医疗废弃物、方便进行记录保管等优点。

接下来，我们通过一例应用IOS和CBCT的数据拟合，虚拟修正上下颌的位置关系、CAD/CAM制作颌位诱导装置的全数字化病例，探讨牙科数字化诊疗技术的优越性。

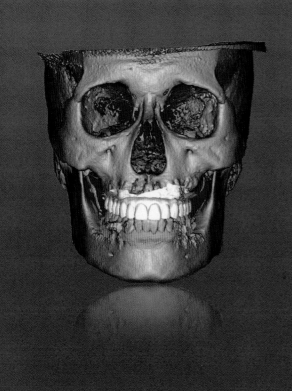
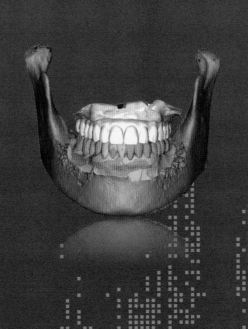

使用面弓把上颌模型转移到半可调式拾架时的问题

在进行复杂修复治疗时，需要多学科联合进行。但是如果采用传统诊疗方法，多学科医生之间很难在可视的状态下准确地交流信息和制订共同治疗计划。

即使要制作传统诊断蜡型也会存在问题。面弓转移上拾架时，面弓后方的基准点是耳孔。因为有的患者左右耳孔高度不同，上颌牙列相对于颅骨的定位就会变得倾斜（图o-1）。

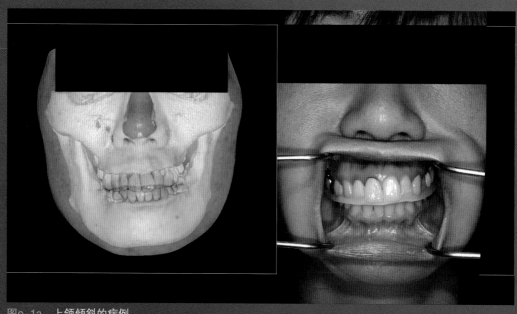

图o-1a　上颌倾斜的病例。

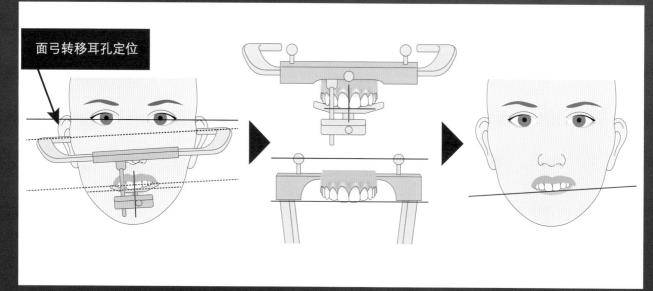

面弓转移耳孔定位

图o-1b　上半可调式拾架时，因为面弓左右后方基准点高低差异，不能正确地定位上颌牙列相对于颅骨的位置。

　　另外，错误的牙尖交错位，往往会导致左右下颌关节头的位置显著不同，这种情况下使用牙尖交错位上𬌗架，𬌗架的开闭轴和患者下颌的铰链轴位置不一致（图o–2）。

　　考虑到这些问题，有人会说干脆不要使用𬌗架。其实根本的问题在于如何将下颌位置诱导至正中关系位，是否能够诱导（图o–2d）。我们能否通过数字化技术诱导正中关系呢？

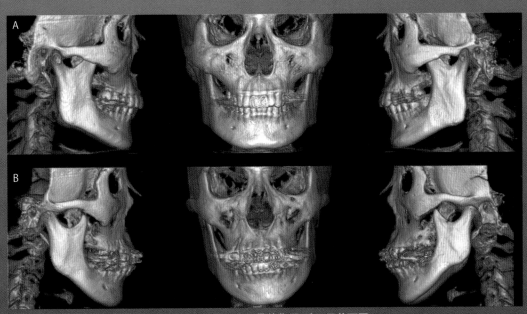

图o–2a　通过3D立体图像观察，相对于颅骨，下颌骨的位置A和B显著不同。

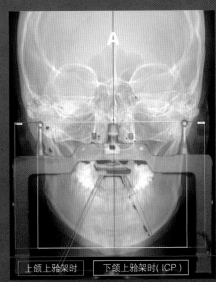

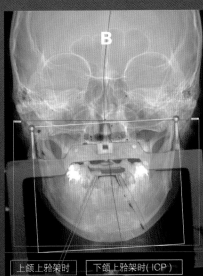

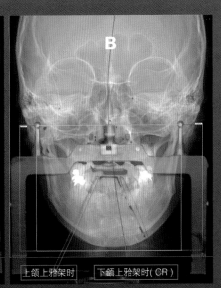

图o–2b　A的状态，即使下颌位置为牙尖交错位（ICP），下颌关节头和𬌗架的开闭轴也一致。

图o–2c　B的状态，牙尖交错位（ICP）时下颌关节头的位置与𬌗架的开闭轴不一致。

图o–2d　B的状态，下颌位置诱导到正中关系位（CR）时下颌关节头的位置接近𬌗架的开闭轴。

将假想基准可视化

通过数字化技术，可以将修复学中以往无法通过视觉直接观察到的假想基准变为可视化。这对于牙科诊疗而言非常有益。会进一步提高咬合重建复杂病例的治疗效果。

多单位的牙列缺损，可能会导致颌位的变化。颌位诱导，传统操作需要医生凭经验反复试验调整。那么，应用数字化技术是否可以解决呢？

利用IOS和CBCT诱导下颌颌位的病例

多颗牙齿缓慢地丧失，下颌位置偏移，需要进行咬合重建的病例中，必须通过𬌗垫或者临时修复体对下颌颌位进行诱导（图o-3）。

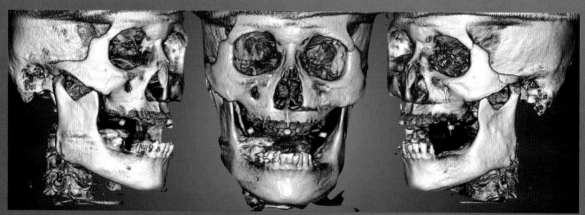

图o-3a 使用CBCT可以立体地、可实际测量地观察到相对于颅骨的上颌骨位置和下颌骨的位置，以及上下颌之间的位置关系。

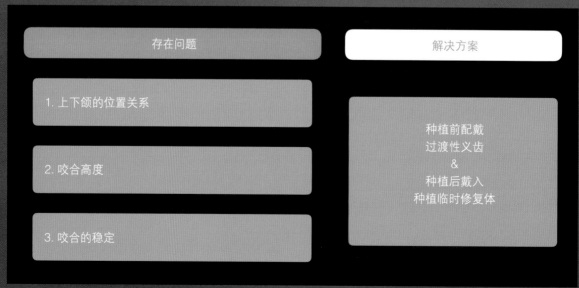

存在问题	解决方案
1. 上下颌的位置关系	种植前配戴 过渡性义齿 & 种植后戴入 种植临时修复体
2. 咬合高度	
3. 咬合的稳定	

图o-3b 治疗多单位牙列缺损的特点。上下颌位置关系和咬合高度等可能发生变化，是否需要改善，而且这些变化会导致咬合状态变得不稳定。

传统操作中，医生凭借经验将下颌关节头用手引导到与正中关系位近似的位置，再应用硅橡胶取咬合记录，固定相对于上颌牙列的下颌位置。

我们尝试应用IOS和CBCT修正上下颌的位置关系，移动下颌位置使上下颌的正中线一致，用CAD设计诱导装置后，用CAM制作（图o-4）。

用IOS采集的口内状态，上颌牙弓用黄色标记，下颌牙弓用粉红色标记。与牙尖交错位时拍摄的CBCT的数据进行拟合（通透叠加）（图o-5），这两个数据经过叠加一致，由此将患者的口内状态转移到口外进行诊断。

上颌、下颌以及下颌关节头等根据需要可以在软件内进行分离。传统方法分离出来的部分不可能完全恢复原状。但数字软件擅长这一部分，复制、叠加，还可以通过原始数据进行确认、分离后复原（图o-6）。

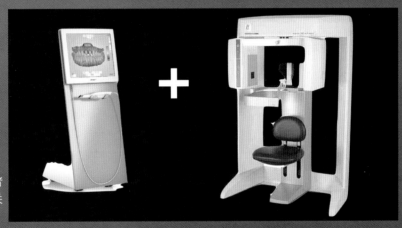

图o-4 使用IOS记录软组织和患者的牙尖交错位，此时上下颌的位置关系可以通过CBCT来获得。

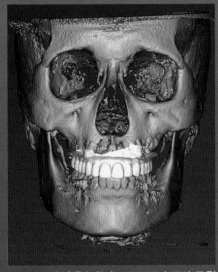

图o-5 通过叠加拟合，CBCT中无法显影的临时修复体的情况可以从IOS获取。

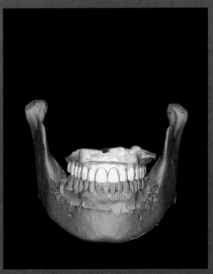

图o-6 将分离出来的下颌骨体和IOS采集的上下颌牙列数据叠加拟合。

将分离出的CBCT数据参考鼻翼耳平面上虚拟𬌗架。软件中存在多种虚拟𬌗架，但是要再现下颌运动应该选择下颌可动式𬌗架。

上𬌗架后，按照各种𬌗架已设定的工作侧和非工作侧的虚拟𬌗运动，移动到上下颌的正中线一致为止（视频o-1）。将数据转移到CAD软件，设计诱导装置，用CAM进行制作（图o-7）。

视频　o-1　使用虚拟𬌗架，导出使上下颌正中线一致所需的修正量

扫码关注后
输入sj01
观看视频

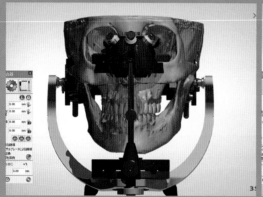

图o-7a　将CBCT数据上虚拟𬌗架。

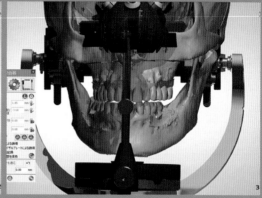

图o-7b　根据虚拟𬌗架中已设定的工作侧、非工作侧运动轨迹，进行侧方运动。

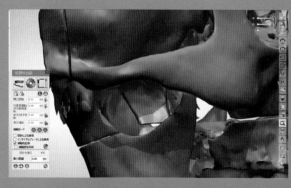

图o-7c　可以直接观察侧方运动时关节窝内的下颌关节头运动。

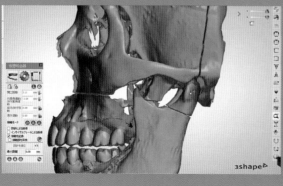

图o-7d　前方运动时下颌关节头在关节窝内向前下方移动，微微开口。

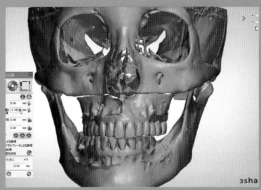

图o-7e 右侧方运动时。

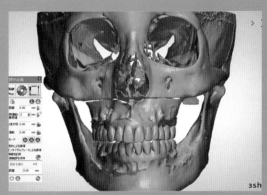

图o-7f 左侧方运动时。

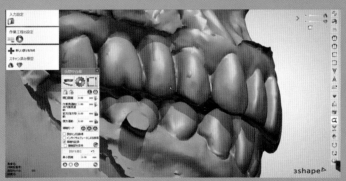

图o-7g 如果使上下颌的正中线一致,从左侧侧切牙到右侧第二磨牙上下颌之间就会出现空隙。制作装置填满这个空隙,就可以完成下颌正中关系位的诱导。

诱导装置的制作

使用3Shape公司的DentalDesigner设计软件,在IOS数据上确认咬合接触点,制作虚拟蜡型,然后向CAM发送数据,制作诱导上下颌正中线一致的装置(图o-8和图o-9)。

刚刚戴入装置时,上下颌正中线不一致,左侧磨牙区出现空隙(图o-10a)。经过约20分钟之后,上下颌的正中线一致,左侧磨牙区的空隙消失(图o-10b)。

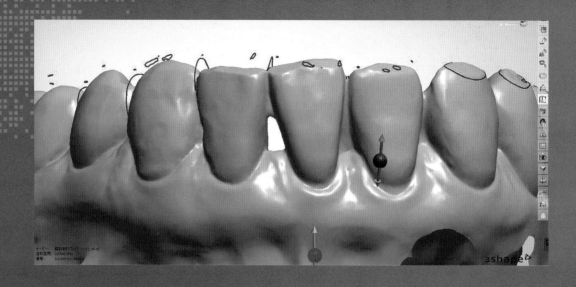

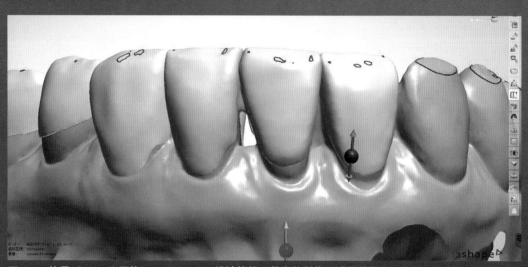

图o-8 　使用3Shape公司的DentalDesigner设计软件，数字化制作了诱导装置。

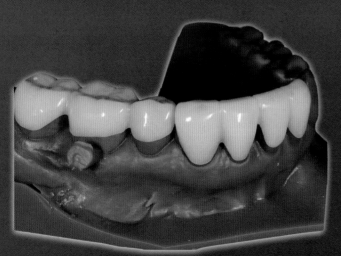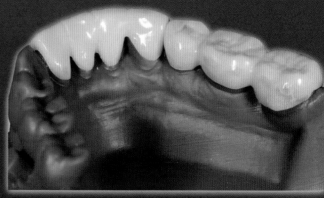

图o-9 　患者之前已经戴入了临时修复体，但是由于上下颌的正中线不一致，数字化测量了下颌移动量，制
作了树脂导板（PMMA）装置。

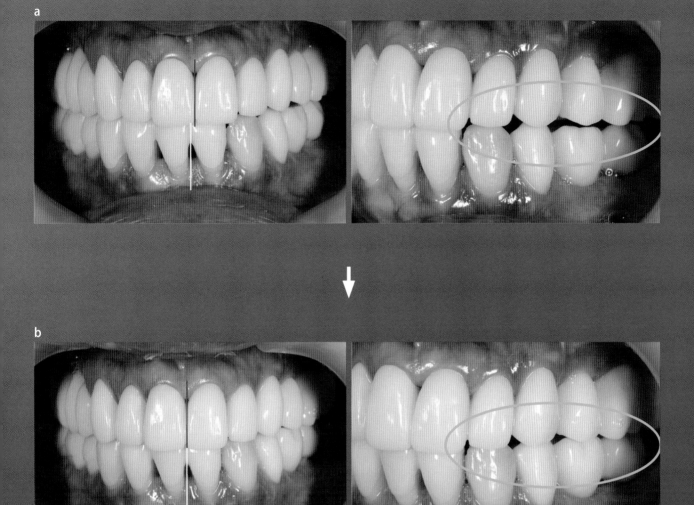

图o–10a、b 装置刚戴入后，左侧磨牙区出现的咬合空隙。约20分钟后消失，上下颌的正中线变得一致。完成正中关系位的诱导。

　　装置戴入前，下颌正中线稍微向右侧偏移。但是戴入20分钟后，上下颌正中线变得一致。下颌的位置变化以及移动量与数字化虚拟计划完全相同（图o–11）。传统方法下颌位置是否移动必须通过咬合调整进行摸索。而应用数字化技术治疗，我们可以预测最终的治疗状态，顺利完成诱导。

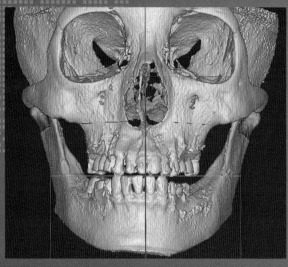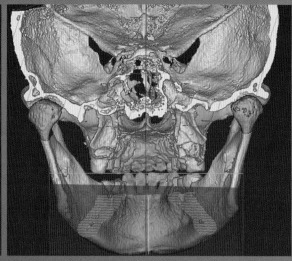

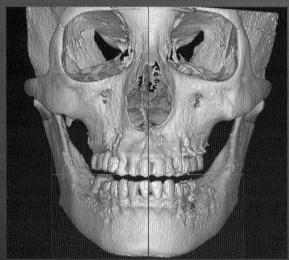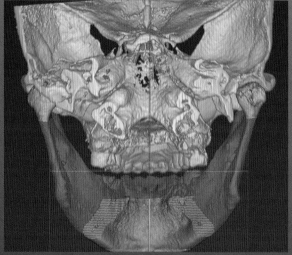

图o-11　刚刚戴入装置后（上）和戴入20分钟后（下）。正中线，上颌为连接腭板的前鼻棘和后鼻棘的连线，下颌为颏棘的中央，验证了上下颌的位置关系（诱导装置在CBCT上没有显影）。

总结

　　下颌牙牙合偏移的病例，应用IOS和CBCT的数据拟合，在虚拟模型上修正了上下颌的位置关系，应用CAD设计，通过CAM制作了诱导下颌位置的装置，使上下颌的正中线一致。

　　传统的方法是将下颌手动诱导至正中关系位，使用硅橡胶制取咬合记录，上牙合架，制作临时修复体。但是使用数字化技术，可以同时观察牙列关系以及下颌关节头的位置，通过预先的模拟，制作出更适合生理结构的装置，进行下颌颌位诱导。

　　为了熟练使用这些数字化技术，必须充分理解IOS和CBCT的使用原理。第1章中将做详细介绍。

第1章

数字化牙科诊疗
（口内扫描仪·CBCT）

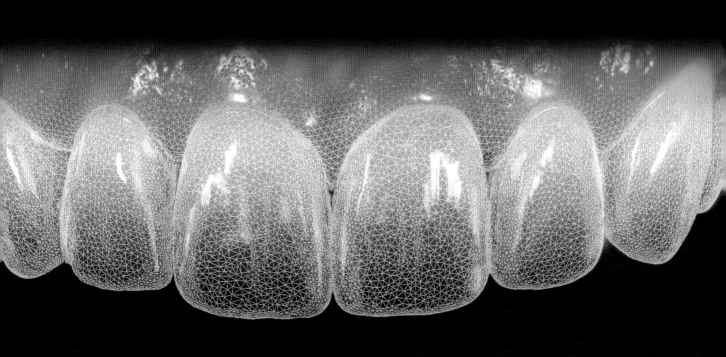

数字化牙科诊疗
（口内扫描仪·CBCT）

▉ 口内扫描仪（IOS）的有用性[1-3]

从1980年中期出现第一台口内扫描仪Cerec到2008年E4D出现为止。大约30年，椅旁使用的口内扫描仪只有Cerec一种。

直到2008年后才陆续开发出多种口内扫描仪。近年来口内扫描仪发展迅速，趋向于设备仪器的小型化和提高扫描速度。特别是扫描头的小型化使临床使用更加方便。软件的充实、进步也使得许多操作（由于增加了自动识别功能）变得更加简便。因此，近几年使用口内扫描仪的牙科医生也在剧增。

使用口内扫描仪可以避免传统方法取模和制作模型过程中由于多种因素引起的变形，还可以将口内扫描数据瞬间从诊室发送到技工室。不但缩短了制作流程、时间（图1-1和图1-2），而且还可以制作出高精度的技工产品[4-5]。

图1-3是现在日本主要使用的口内扫描仪。各种口内扫描仪在摄像方式、是否需要喷粉、彩色还是黑白，以及适用范围等各有不同。如何选择，要根据诊疗内容、使用目的而定。笔者使用的口内扫描仪为3Shape TRIOS 3。本书所引用的病例全部使用了TRIOS 3。

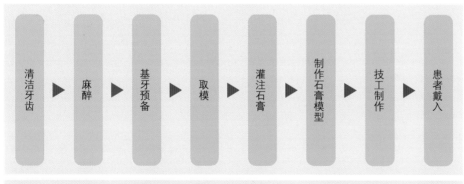

图1-1 传统方法制作冠的流程。

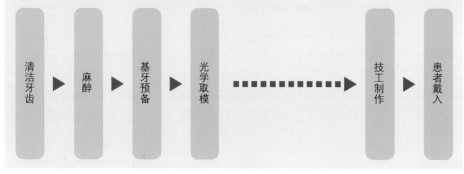

图1-2 使用口内扫描仪制作冠的流程。

表1-1介绍的是扫描仪TRIOS 3的应用范围。桥冠的内冠、支架、全解剖型桥冠、诊断蜡型、桩核、临时修复体等天然牙桥冠类，种植基台、种植外科导板、上部结构等种植相关，局部、全口义齿等活动义齿相关，还有殆垫、隐形矫治器等，应用范围非常广泛。

当然，其他的口内扫描仪的制造商也在不断升级软件，扩大应用范围。所以使用者需关注最新消息。

因为使用的软件和口内扫描仪的扫描方式不同，不同公司、不同机型的口内扫描仪，扫描数据的真实度（trueness）和精度（precision）是存在差别的。

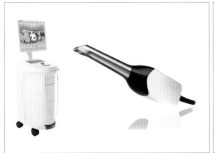
Cerec Omnicam
（Dentsply Sirona）

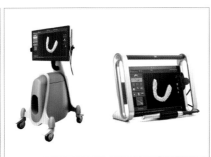
True Definition Scanner
（3M）

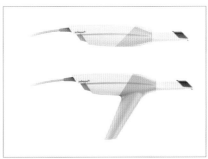
TRIOS 3（3Shape）

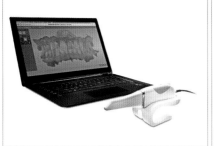
CS 3600（Carestream）

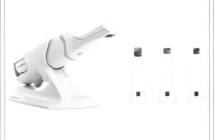
Planmeca PlanScan
（Planmeca）

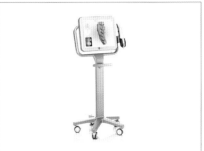
iTero Scanner
（Align Technology）

图1-3　主要的口内扫描仪。

表1-1　TRIOS 3的应用范围

单冠	带有替代体的种植模型
全解剖形态桥	冠和桥模型
马里兰桥	种植连杆
内冠	螺丝固位种植桥
桥支架	回切后的螺丝固位冠
颊侧回切后的冠桥	个性化基台
嵌体、高嵌体、贴面	种植桥支架
	螺丝固位种植冠
临时修复	种植个性化印模托盘
虚拟诊断蜡型包括模型	
殆贴，无备牙贴面	单颌活动义齿
殆垫	活动义齿
套筒冠内冠	部分活动义齿
套筒冠外冠	个性化印模托盘
桩核冠	数字化微笑设计
常规桩核	无托槽隐形正畸装置
颌位诱导装置	种植植入设计与导板
	其他正畸装置

椅旁使用口内扫描仪的诊疗流程与以往传统方法通过制取印模、灌注石膏模型进行修复体制作的诊疗流程相比有许多优点。

使用口内扫描仪，如图1-4和图1-5所示，不仅可以缩短诊疗时间，还可以简化诊疗流程、减少使用材料等。这些优点就像给英语单词后面加上了"-less"一样。

- ·减少操作时间（time-less）
- ·代替取模操作（impression-less）
- ·减少使用的材料（material-less）
- ·代替石膏模型（model-less）
- ·节省模型储存空间（stock place-less）
- ·提高术者、患者治疗舒适感（stress-less）

- ·可重复性强，可用于再次评估（re-evaluation）
- ·真彩颜色显示（real color digital impressions）
- ·可直接有效利用牙尖交错殆（real bite registration）
- ·软组织的无压力取模（pressure-less impressions）
- ·图像变形小（distortion-less）

图1-4 口内扫描仪使操作简便。

图1-5 口内扫描仪的优点。

口内扫描仪的优点如下。注意有些ISO机型没有锁定和切除功能，需要向制造商确认。

①实时扫描和可视化（图1-6）

口内扫描仪扫描后可以立刻在图像中对基牙形态，以及周围组织进行确认。传统方法往往需要灌注石膏模型，无法实时判断是否需要再次取模。

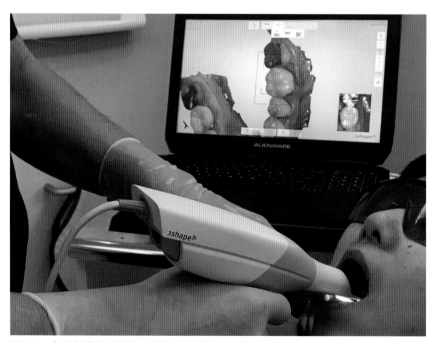

图1-6 实时扫描和可视化。能够立即判断是否需要再次扫描。

②简单的重新扫描

扫描后如果发现失误，只需重扫失败的地方。不像传统取模那样，需要重新调整托盘、混合取模材料和口内固化。在全颌取模时，更不需要整体重新操作。

③选择性重新扫描（图1-7）

口内扫描仪可以选择性地扫描。例如，因出血或唾液等使基牙边缘的影像不精确，只需要重新扫描有问题的局部。

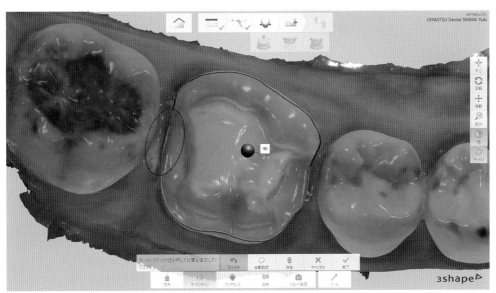

图1-7 选择性重新扫描。只需要对不精确的部分（红色圈）再次扫描。

④预扫描的使用（图1-8）

可利用以前制订诊疗计划时扫描保留的虚拟模型，切除数据中预备前的基牙部分后，只对预备后的基牙部分重新扫描。

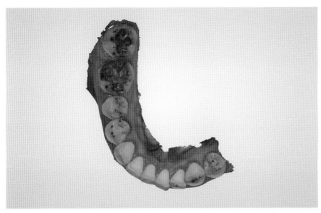

图1-8a 预扫描的使用。对已扫描、保存的数字化数据重新利用。

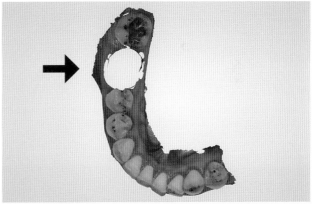

图1-8b 切除预备前虚拟模型中的基牙部分（红色箭头）。

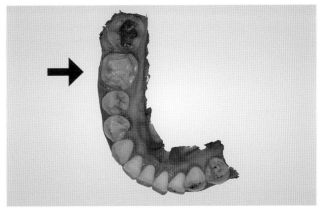

图1-8c 仅对预备后的基牙部分进行扫描（红色箭头）。扫描时间仅需几秒钟，而且扫描范围很小，变形风险很小。

⑤无须进行托盘清洗和消毒

口内扫描仪的扫描头有保护套，一次性使用，或者可以进行高温消毒。无须使用印模托盘。

⑥具有检测基牙预备和修复体的功能（图1-9）

可以通过虚拟模型，确定修复治疗中非常重要的参数冠就位道，检查基牙预备是否存在倒凹及对颌间隙（特别是考虑到微创修复最小限度的制备量）等。

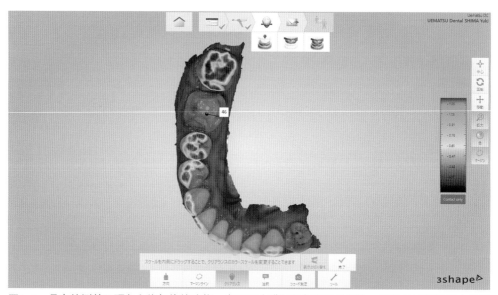

图1-9　具有检测基牙预备和修复体的功能。本图正在进行修复空间的确认。图像显示间隙最小的部分。

⑦使用软件中的锁定功能保留光学取模时不想改变的部分（图1-10）

进行全颌光学取模后，特别是需要高精度扫描时，可以应用软件的锁定（Lock）功能保留已经确认的部分。

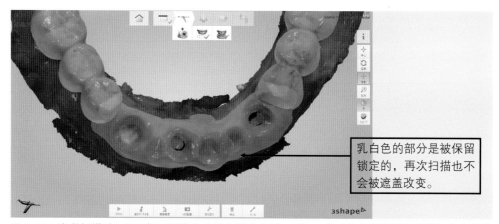

乳白色的部分是被保留锁定的，再次扫描也不会被遮盖改变。

图1-10　光学扫描时，可以把不想改变的部分锁定保留。例如，临时修复体塑形好的软组织穿龈轮廓容易变形，为了在它还未改变的情况下进行光学扫描，可以首先进行全颌扫描，然后将该部分图像锁定（Lock）使其不变形，接着对其他部分再进一步细致扫描。

⑧保存咬合状态，用于检查、诊断（图1-11）

可以改变咬合间隙进行诊断。

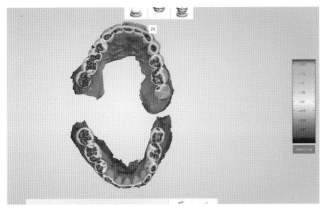
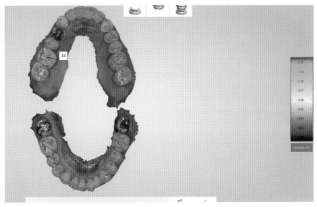

图1-11a 可以用彩色显示咬合间隙，用于诊断。　　　　　图1-11b 显示对颌牙之间最接近的状态。

⑨能够保存患者固有的咬合状态，用于检查、诊断（图1-12）

可以利用不同颜色咬合纸印记对患者固有咬合状态进行保存和诊断。

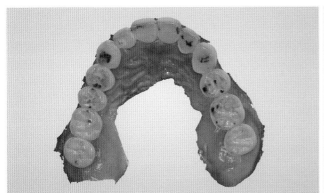
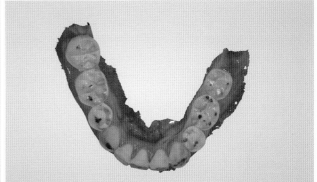

图1-12a 可以利用不同颜色咬合纸印记对患者固有咬合状态进行保存和诊断。

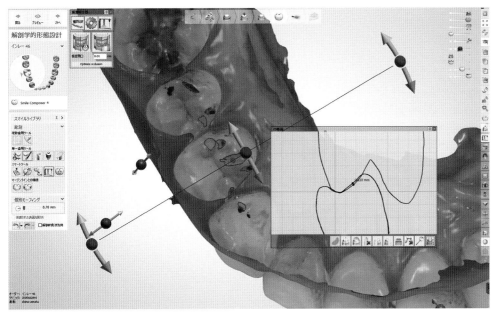

图1-12b 通过将有咬合纸的印记的预扫描数据和牙体预备后数据拟合，可以确认和修正咬合记录的偏差。

这个病例中，在第一前磨牙处，预扫描的图像中显示咬合纸印记，但是在虚拟模型没有咬合，存在0.133mm的间隙。

⑩虚拟模型不会损坏或磨损

虚拟模型不像石膏模型会在咬合调整过程中产生模型的损坏或磨损，可以在完全无变形的状态下进行操作。

⑪可以迅速进行医技交流，制作技工产品

虚拟模型可以通过互联网瞬间传送到技工室和研磨中心。其他数据也可以通过云端服务发送，因此可以缩短邮送时间和运费。

⑫易于记录保管

与传统石膏模型相比，虚拟模型的数据可以简单、高效地保存，而且不需要保管空间。患者的数据文件在需要时使用计算机的搜索功能可以迅速找到并使用。

⑬节省牙科材料

数字化取模无须任何印模材料，节约资源。虚拟模型持久不变，易于保管。

② 各种口内扫描仪的特点（口内扫描仪的比较）

现在，日本可以使用的口内扫描仪包括Cerec在内有7种以上。使用前应该充分了解各种机型的原理和特性，才能得到理想的、准确度高的扫描结果。

1. 有代表性的口内扫描仪

以下介绍几种日本常用的口内扫描仪（表1-2）。

①True Definition（3M ESPE）

2015年3月取得了日本医疗器械的认证，2016年5月在日本开始销售。

[产品特征]

口内扫描头形状像牙科手机，重量只有200g，是业界最小的，操作简单。

口内扫描仪的动画摄影采用短波长的蓝色LED，通过向对象物体轻轻喷撒粉末可以采集到精细的图像。数据读取原理是采用激活波前采样方式（active wavefront sampling，AWS），应用粉末反射出一定的数据为基础可以获得准确的动画摄影。

支持开放系统，输出文件格式为STL、ULDC、3OXZ、exo、xorder等多种形式，可以应用于多种CAD/CAM设备。

表1-2　各种口内扫描仪的特征（出自堀田康弘:口腔内スキャナーの種類とその仕組み．補綴臨床別冊／口腔内スキャナー入門 2019．より）

型号	喷粉	彩色/黑白	数据读取	数据读取原理
True Definition (3M ESPE)	需要（氧化钛粉末）	黑白	录像	3D动态
CS3500、CS3600 (Carestream Dental)	不需要	彩色	CS3500 / 多画像重叠 CS3600 / 录像	三角测量方式
Cerec Omnicam (Dentsply Sirona)	不需要	彩色	录像	活跃三角测量方式，共焦点方式
Planmeca PlanScan (Planmeca)	不需要	彩色/黑白	多画像重叠	三角测量方式，共焦点方式
3Shape TRIOS 3 (3Shape)	不需要	彩色	多画像重叠	共焦点激光
iTero Element (Align Technology)	不需要	彩色/黑白	多画像重叠	3D激光扫描
Aadva IOS（GC）	不需要	黑白	多画像重叠	立体摄影和构造化光投影

②CS3500、CS3600口内扫描仪（Carestream Dental，Rochester，NY，USA）

CS3500和CS3600口内扫描仪与CS3000切削机一起构筑了CAD/CAM椅旁工作流程。CS3500是根据多张照片构建图像，而CS3600是通过动画摄影构建图像。

[产品特征]

数据读取原理是三角测量方式（triangulation technology）。CS3500和CS3600都是无喷粉的彩色显示。可以通过USB接口与治疗单元连接。经由云平台CS Connect开放输出STL文件格式。

③Cerec Omnicam（Dentsply Sirona，York，PA，USA）

Dentsply Sirona扩展了包括Cerec Omnicam版本在内的口内扫描仪生产线，成立了Cerec AI。

[产品特征]

数据读取原理是三角测量方式（triangulation technology）。无喷粉扫描和彩色显示。输出文件经由云平台Cerec Connect的封闭系统输出。

④Planmeca PlanScan（Planmeca，Helsinki，Finland）

PlanScan口内扫描仪与PlanMill 40S或更小的PlanMill 30S共同组成了配套的椅旁工作系统。美国使用E4D对PlanScan口内扫描仪进行了改进，使其更加小巧、轻量，而且现在已经开始销售更加高速的Planmeca Emerald。

[产品特征]

数据读取原理是三角测量方式（triangulation technology），是无喷粉扫描和彩色显示。输出文件经由云平台Planmeca Romexis Cloud以STL格式进行输出。

⑤3Shape TRIOS 3（3Shape，Copenhagen，Denmark）

从TRIOS 3开始，扫描头部变小，扫描的3D数据能够通过3Shape Communication远程发送到技工室的CAD软件上，CAD软件通过安装Inbox软件能够接收多个发送源传送数据。

[产品特征]

数据读取原理是共焦点激光技术，是无喷粉扫描和彩色显示。输出文件经由云平台3Shape TRIOS Inbox，从dcm格式通过Inbox转换为STL格式。

⑥iTero Scanner（Align Technology）

2017年7月获得日本医疗器械认可。通过无喷粉连续高速扫描，以3D构筑的图像向CAD/CAM外部设备传递，可以进行正畸装置的制作以及牙科修复体的设计和制作。

[产品特征]

数据读取原理是共焦点显微镜，无喷粉扫描和彩色显示，在每秒20倍速扫描中获得6000fps的视频序列。输出文件经由云平台通过My Aligntech以STL格式开放式输出。

⑦Straumann Cares DWIO（Dental Wings）

Dental Wings IntraOral（DWIO）扫描仪和DW Lasermill（DWLM）切削机可以协同工作。

[产品特征]

数据读取原理使用三角测量方式的升级版Multi-scan成像技术。用10种照相机记录在牙齿表面映出的5个黑点并进行影像化，无喷粉扫描。遗憾的是并不是彩色显示。扫描头小、一体移动型触摸屏。另外，也有便于携带的平板电脑型。输出文件经由云平台DWOS Connect以STL格式开放式输出。

2. 数据读取原理

口内扫描仪扫描方式也就是数据读取原理是光学取模时，光如何到达对象物体的测量方式。它左右了我们如何操作才能够高效地读取到稳定数据。是我们使用者最应该考虑的关键。

口内扫描仪扫描方式具有光到达对象物体后集成信息的特性，因此有三角测量方式（triangulation technology）、共焦点方式（confocal technology）、激活波前采样方式（active wavefront sampling，AWS）、立体摄影测量方式（stereophotogrammetry）等不同方式。其中特别讲解三角测量方式（图1-13）和共焦点方式[6]（图1-14）。

①三角测量方式（triangulation technology）

所谓三角测量，是指在已知某两点之间精确距离时，应用两点两端的角度演算与这两点的相离的某一点的距离的方法。

利用该原理，通过光照射在远离的物体上形成一点，将连续测量到的该点的距离值应用三角函数变换为3D形态，进行光学取模（光学3D测量系统）。

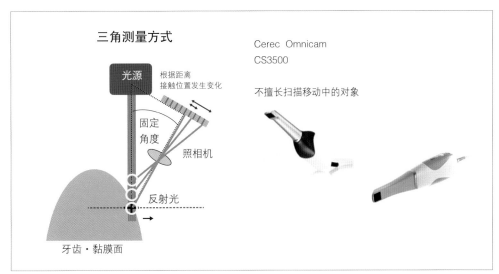

图1-13　三角测量方式（协和技工室提供）。

优点

· 应用三角测量方式的3D扫描仪，可以将实际存在的东西进行读取制作成虚拟模型。从小尺寸物体到人、车、铁路、飞机，甚至桥梁和遗迹等被广泛应用，可以将颜色和形状3D化，它作为进入虚拟空间的入口已经被日常利用。

缺点

· 对光反射弱。

· 难以拍摄移动中的对象物体。

· 已设定的两个点之间与照射光产生的一个点之间需要一定的距离。

· 在狭窄的空间使用时容易产生距离问题。

②共焦点方式（confocal technology）

共焦（confocal）光学系统中具有对焦部分拍摄明亮、非对焦部分变暗的特性。

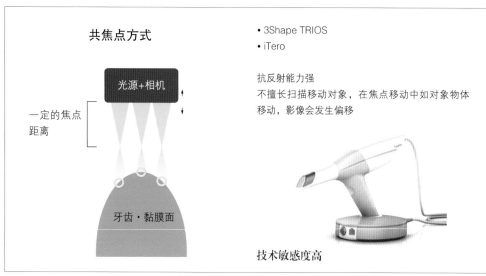

图1-14　共焦点方式（协和技工室提供）。

优点

·由于去除了从非对焦区域发出的不需要的散乱光，所以对比度高、分辨率高，并且景深变深。

·可以构建表面的3D结构，进行表面形状测量、台阶测量、粗糙度测量等，因此光学取模的可信度很高。

缺点

·不善于拍摄移动物体。

·识别尖锐的区域部分时，液体的存在影响大。

·在焦点移动过程中，对象物体移动会发生影像偏移。

·对焦准确会提高精度，技术敏感度高。

③ 可信度高的口内扫描

1. 真实度和精度

在用语句表示口内扫描仪数据的可信度时，常常使用精确度（accuracy）一词。而精确度可以用真实度（trueness）和精度（precision）间的相互关系来诠释。真实度（trueness）是多次测量后的平均值，此值与真实物体或参考值之间的一致程度，也就是指测定值的偏差。精度（precision）表示测定结果间的一致程度，即表示"测量值的分散"。这两个概念结合起来可以表达精确度（accuracy），精确度可以评价测量方法整体的可信度（图1-15）。

应该充分理解精确度（accuracy）、真实度（trueness）和精度（precision）的含义（图1-16和图1-17）[7]。

苏黎世大学牙医学部计算机修复学的Ender A.和Mehl A.等，认为在比较各种口内扫描仪的精确度时，应该从3D图像的真实度（trueness）和精度（precision）进行评价，并报告了测量方法[8]。

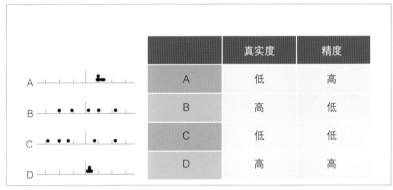

	真实度	精度
A	低	高
B	高	低
C	低	低
D	高	高

图1-15 精确度可以用真实度和精度来表达。

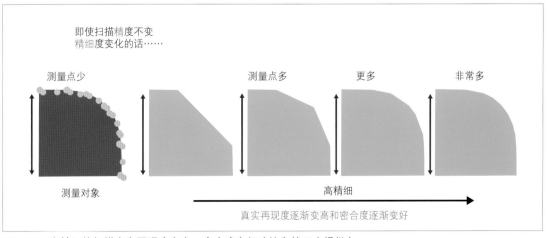

即使扫描精度不变
精细度变化的话……

测量点少　　　　　　　　　　测量点多　　　更多　　　非常多

测量对象　　　　　　　　　　　　　高精细

真实再现度逐渐变高和密合度逐渐变好

图1-16 高精细的扫描真实再现度变高，密合度变好（协和技工室提供）。

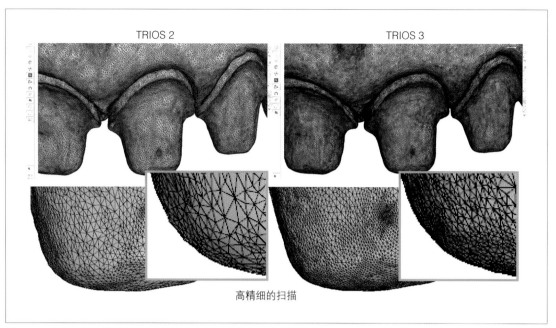

高精细的扫描

图1-17 不同精细度图像的多边形网格比较（协和技工室提供）。

2. 什么是可信度高的扫描仪

要得到可信度高的扫描图像，口内扫描应该使用高真实度和高精度的扫描仪。那么，如何实际操作才能减小偏差和误差呢[9]？

如**表1-2**所示各种口内扫描仪的特征，品牌、机型不同可信也有所不同。

3. 熟练使用口内扫描仪的技巧

为了精确地制取光学印模，需要排除影响扫描的因素，在扫描技术上下功夫。影响扫描精度的主要因素如下：各种扫描装置本身、三角测量方式（triangulation technology）或共焦点方式（confocal technology）等数据读取原理与技术、口内的唾液以及出血、治疗用光源、扫描顺序、光学取模数据的运算处理方式、CAD中的数据转换错误（**图1-18**）等。

· 扫描装置本身
· 扫描数据读取原理与技术
· 口内环境（出血、唾液、治疗用光源）
· 扫描顺序
· 数据运算处理方式
· CAD中的数据转换错误

图1-18 影响扫描精确度的因素。

①扫描顺序

光学取模以相同的顺序进行扫描，可以缩短操作时间，减少误差。

a. 上颌单侧的光学取模（图1-19a）

按照磨牙殆面、颊侧面、腭侧面的顺序进行扫描，避免患者因为开口的疲劳，导致颊黏膜松弛收缩而改变焦距给扫描带来不良影响。

b. 下颌单侧的光学取模（图1-19b）

按照磨牙殆面、舌侧面、颊侧面的顺序进行扫描。避免患者因为开口的疲劳，导致舌体移动和颊黏膜松弛收缩而改变焦距给扫描带来不良影响。

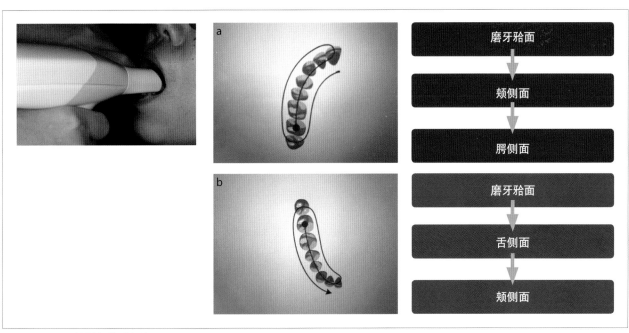

图1-19a、b 单侧扫描时顺序。

c. 上颌全颌的光学取模（图1-19c）

殆面从右侧到左侧，颊侧面从左侧到右侧，腭侧面从右侧到左侧进行光学取模。从殆面进行光学扫描，即使扫描中途中断，也可以很容易再次扫描。

d. 下颌全颌的光学取模（图1-19d）

殆面从右侧到左侧，舌侧面从左侧到右侧，颊侧面从右侧到左侧进行光学取模。舌侧面会积存唾液，所以需要尽早进行光学扫描。

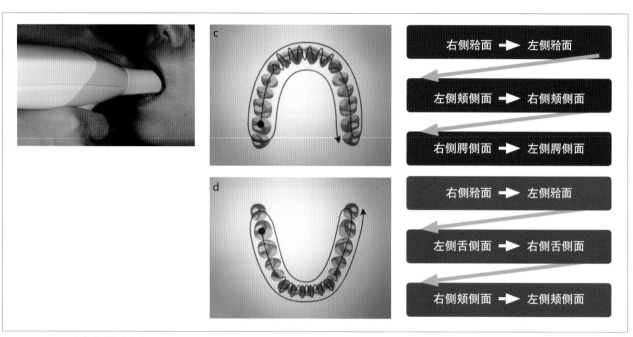

图1-19c、d　全颌扫描时顺序。

②由唾液或出血等引起的光学印模的错误（图1-20）

由于唾液和出血等的影响，光源无法到达预测的位置而产生偏光，光学印模会产生变形。

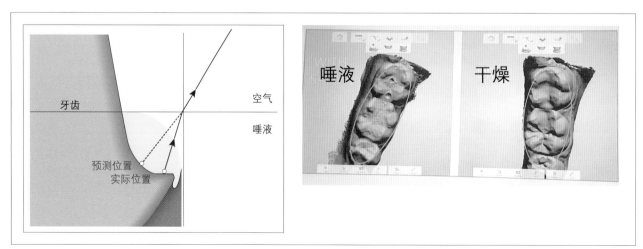

图1-20　影响光学印模精度的口内因素。受到唾液和出血等的影响产生偏光，印模发生变形。

③光学取模数据的运算处理方式，CAD中的数据转换错误（图1-21）

因为光学取模时无法清晰地采集形态，计算出的虚拟模型会发现与本来的形态相比很多锐角部分消失。考虑到光学取模的这一缺点，需要在基牙预备时尽可能地使基牙光滑圆润。

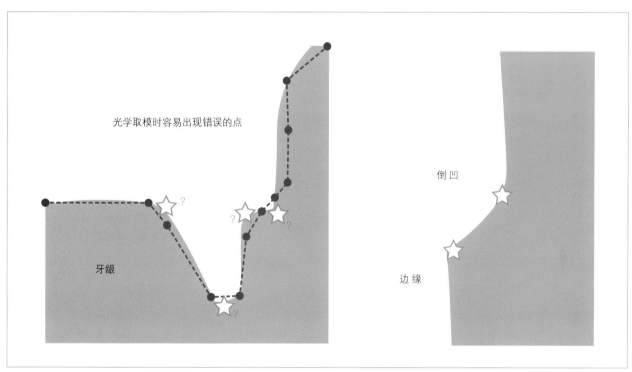

图1-21　因为在光学取模时难以读取 ☆标记的部位，会形成与本来形态不同的基牙形态（红色虚线），所以基牙预备时需要特别改良。

4. 影响扫描的因素以及对策

①口内扫描时的对策

在口内扫描时重要的是如何应对复杂的扫描环境。什么情况会使扫描变得困难，如何才能扫描到精确的光学影像。应该与大学的研究机构合作，充分了解设备的各种特性，并确立扫描技巧。

以下介绍几种通过临床实践确认的有效扫描方法。

a. 利用数字化研究模型

将患者初诊时的状态进行扫描保存。除了可以在需要时作为预扫描进行部分利用以外，还可以再次确认患者固有的咬合高度和咬合关系等（图1-22）。

而且怀疑咬合关系偏移时，还可以根据咬合纸的印记进行修正（图1-23）。

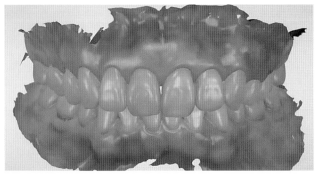

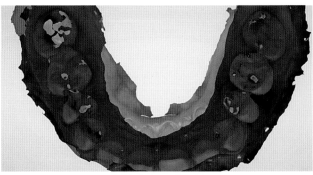

图1-22a　患者初诊时的状态。进行光学取模，保存之后，数字化数据可以部分使用，或者作为数字化研究模型用于再次确认咬合高度和咬合接触关系。

图1-22b　根据牙尖交错位和咬合纸的印记能够保存固有的咬合关系。

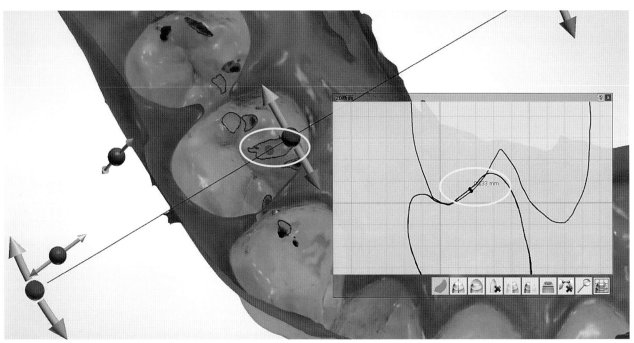

图1-23　咬合接触关系的确认和修正。沿蓝色线生成的横截面，TRIOS扫描时可以确认红色的咬合接触痕迹和咬合纸的黑色接触点。但是咬合纸印记的部位存在0.133mm的咬合间隙，需要修正。

b. 利用数字化数据的复制

从保存的虚拟模型中选择想要使用的部分（红色箭头）（图1-24a）。在订单工具栏中选择复制（图1-24b、c）。复制需要使用的虚拟模型数据，会发现蓝色框内有两个相同的数据（图1-24d），这样通过复制数字化数据，可以应用于保存患者固有的生理咬合状态、少数牙齿单位的治疗，以及STL文件的拟合。

c. 种植穿龈轮廓的光学取模（视频1-1）

作为研究模型，对临时修复体进行全颌预扫描，保存包括咬合状态在内的数据（图1-25a）。

通过有效利用图1-25b中解说的数字化数据的复制，可以简单地进行光学取模。

天然牙和种植体修复混合存在的情况，首先拆除天然牙的临时修复体进行光学取模，然后取下种植的临时修复体后立即对软组织进行光学扫描（图1-25d）。扫描需要在2~3颗牙范围进行。

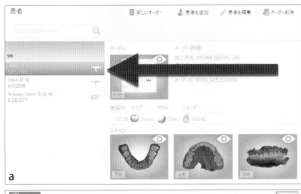

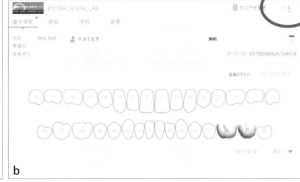

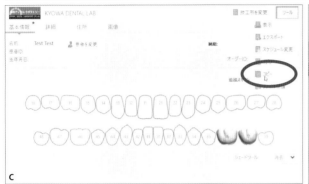

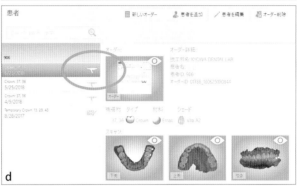

图1-24a ~ d　从订单工具栏中选择复制。

 视频　 1-1　如何制取种植体穿龈轮廓的光学印模

扫码关注后
输入sj01
观看视频

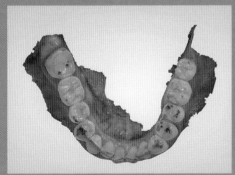

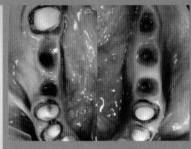

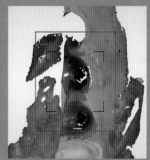

图1-25b　软组织扫描锁定后，连接种植扫描杆，以2~3颗牙为单位进行扫描。

图1-25a　种植体穿龈轮廓的光学取模。作为研究模型，对临时修复体进行预扫描，复制后利用。如果存在天然牙的基牙的情况下，首先进行光学取模，然后拆除种植牙临时修复体后立即进行软组织的光学取模。

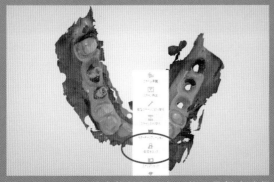

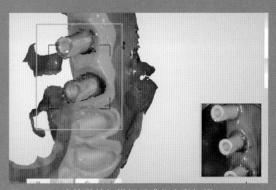

图1-25c　为了锁定软组织形态，从工具栏中选择"表面锁定"。

图1-25d　连接种植扫描杆后进行光学扫描。

d. 数字化数据的锁定（Lock）功能

精确扫描后，使用锁定功能防止该部分随后变形。在扫描种植体穿龈轮廓时，通过锁定扫描好的软组织（图1-25c的白浊部分），保留随着时间变形的软组织原貌。

天然牙桥冠的光学取模时也可以通过锁定功能，将可能会随时间变化的边缘牙龈的形态以及精确扫描完成的基牙终止线保存下来，防止变形（图1-26a、b）。

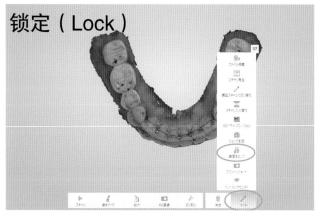
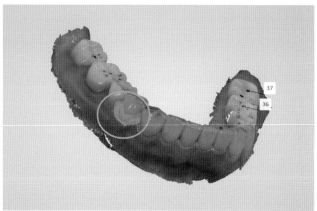

图1-26a 应用锁定（Lock）功能，从工具栏中选择"锁定表面"。

图1-26b 被锁定的部分显示为白浊色。

e. 数字化数据的切除（Cut）功能

点击画面上工具栏中的剪刀的图标，选择切除（图1-27a）功能，剪切宽度是1～4mm。然后切除以前扫描或复制的部分数据。再进行部分扫描，追加基牙预备后的数据或拔牙后的种植计划等数据（图1-27b）。

重要的是可以长期保存基牙预备前、拔牙前患者固有的咬合关系。在发生问题时，可以参考以前的咬合关系进行治疗；或者在发生颌位偏移时，可以从3D角度发现其原因。

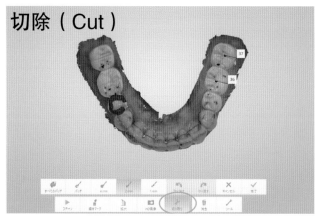
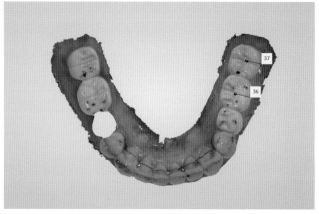

图1-27a 应用数字化数据切除（Cut）功能。从工具栏中选择"切除"，剪切宽度1～4mm。

图1-27b 在切除部分可追加基牙预备后的数据或拔牙后的种植计划等数据。

f. 全口修复病例的光学取模

首先光学扫描戴入临时修复体的口内状态，保存为预扫描（图1-28a），在数字化数据中还保存了咬合关系，可以应用于交叉上殆架（图1-28b）。

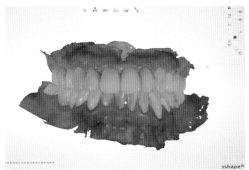 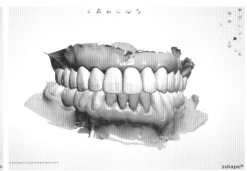

图1-28a 全口修复病例的光学取模，保存临时修复的咬合关系（预扫描）。 图1-28b 交叉上殆架后的修复设计。

在全口修复光学取模时，每次拆除2颗临时修复体，然后进行光学取模，能够高精度地采集数据。应用预扫描的数据，利用切除和锁定的功能能够获得变形少的数据（图1-28c~m）。

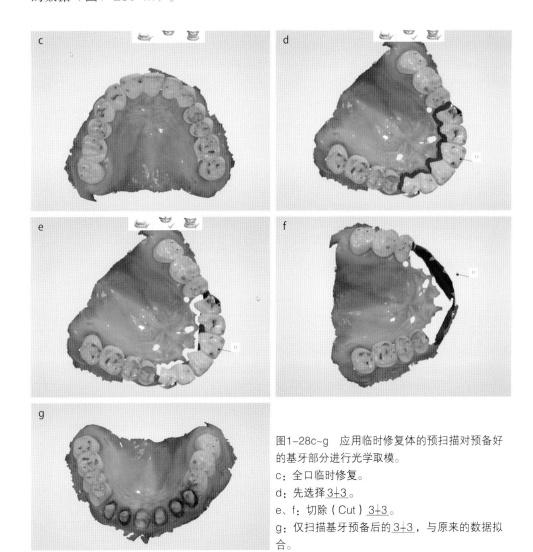

图1-28c~g 应用临时修复体的预扫描对预备好的基牙部分进行光学取模。

c：全口临时修复。

d：先选择3+3。

e、f：切除（Cut）3+3。

g：仅扫描基牙预备后的3+3，与原来的数据拟合。

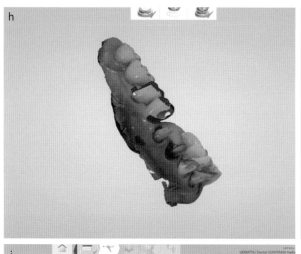

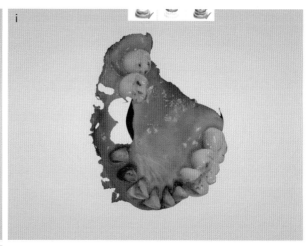

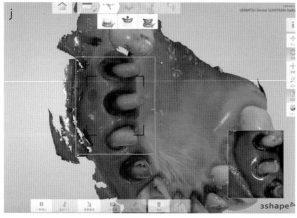

图1-28h~j　接着，应用临时修复时的光学取模数据（预扫描），每次只扫描2颗。

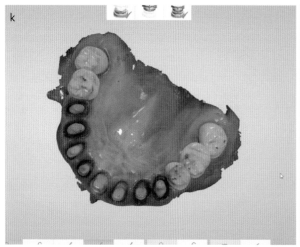

切除

锁定

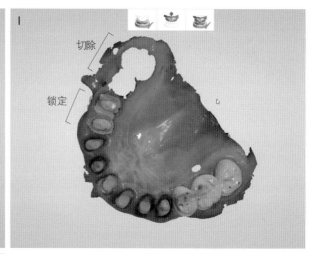

对这2颗牙齿光学扫描然后结合

锁定

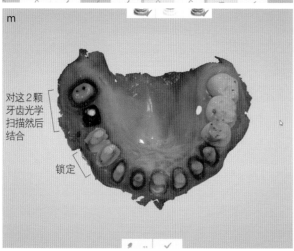

图1-28k~m　应用临时修复时的预扫描数据，有效利用切除、锁定功能进行光学取模，每次只扫描2颗可以保持精度。

全颌光学取模之后，与临时修复时的原始数据进行拟合处理，确认光学印模是否变形（图1-29a、b）。要点在于预扫描时，在前牙区和磨牙区左右各定2点作为重叠的基准点。将含钡造影块粘贴在黏膜上作为重叠时的基准点的方法并不适合，因为难以反复利用以及可重复性低（图1-30a、b）。利用附着龈与预扫描中保存的数据进行重叠可获得可重复性高的数据（图1-31a、b）。

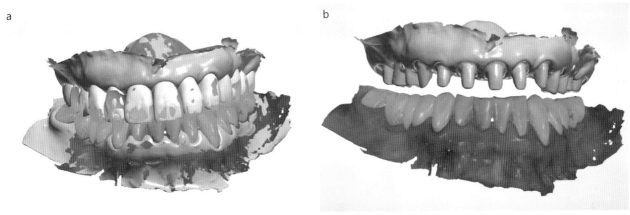

图1-29a、b　将临时修复时的数据作为预扫描与基牙预备后的虚拟模型重叠。

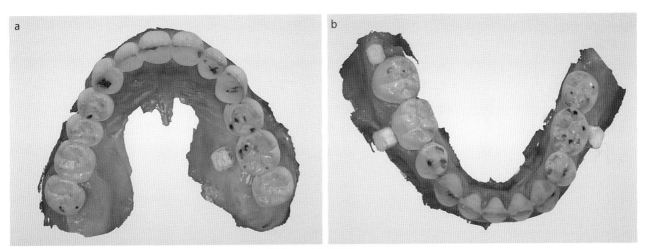

图1-30a、b　即使粘贴钡也无法将临时修复时的预扫描作为原模型使用。

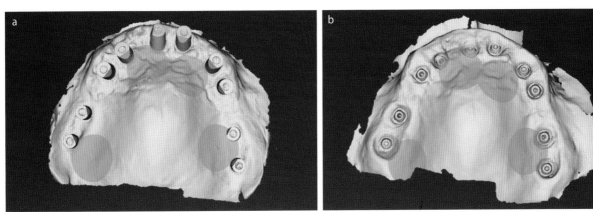

图1-31a、b　利用附着龈表面的纹理形态进行重叠，可重复性较高。在制作临时修复体时，将扫描重点放在种植体的3D位置上，采集的光学印模（a）重点放在种植体周围黏膜形态上，为了制作最终修复时的光学印模（b）两者可以叠加在一起。

4 应用CBCT进行3D诊断，制订治疗计划（与叠加拟合操作的关联）

牙科用CBCT是针对头颈部（颈部以上）特殊的X线摄影装置。特别是可以在口腔·牙科领域的诊断中发挥极大威力。CT诊断在牙科中非常有效，可以明确牙齿和颌骨的位置关系、大小等，可以得到很多用以往的X线片无法诊断的信息。在以往的X线片诊断中，更多依赖医生自身的X线片读影经验和感性、直觉，这可能会影响诊断的精确度。CBCT的3D立体图像能够准确显示出颌骨形态，而且可以直接视觉观察到更多的部分。所以CBCT在牙科临床上具有安全性、可靠性等优点。

CBCT不单用于种植术前的诊断，还可以用于牙周病中对牙槽骨缺损的诊断、再生治疗的后期观察和效果判定、对根尖病灶的诊断、根管形态的观察、牙根折裂的诊断、颞下颌关节和上颌窦等病变的诊断。

CBCT是以医用图像间的通信协议的标准规格DICOM数据（digital imaging and communications in medicine的略称）进行格式化，共享数字图像信息。可以根据需要选择计算机软件进行拟合应用[13]。

1. CBCT的特征

CBCT与医科用CT最大的不同是患者在医科是横躺式，CBCT是坐位式摄影。另外，摄影时间短，约10秒，放射剂量与医科用相比仅为1/50~1/8（图1-32）。CBCT由于探测器的大小、种类、体素尺寸、X线的照射范围等不同，会产生原数据画质的差异（图1-33）。

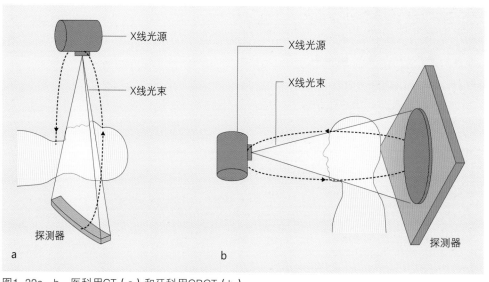

图1-32a、b　医科用CT（a）和牙科用CBCT（b）。

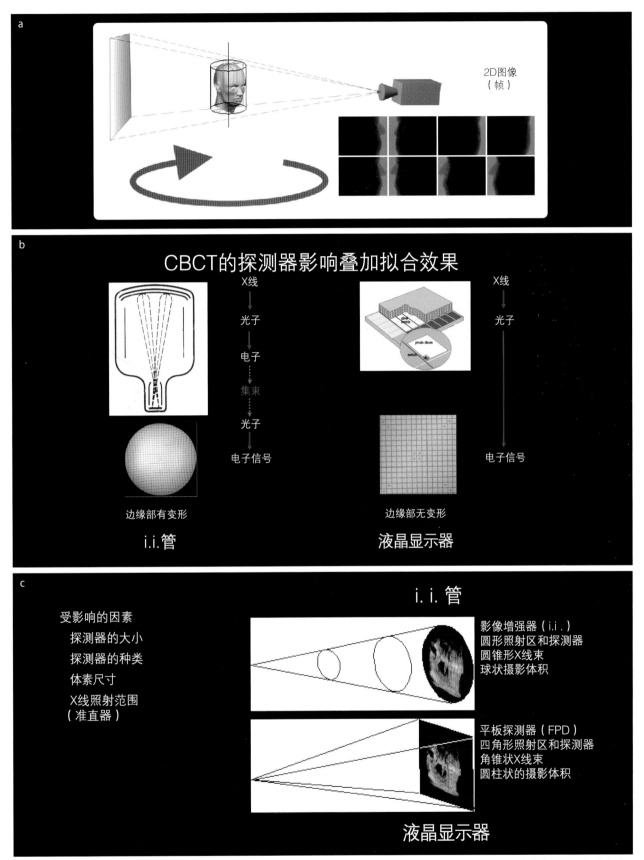

图1-33a~c   牙科用CBCT。照射圆锥形X线束的管球与相对的探测器（detector）围绕着被检者旋转。在旋转中取得从各种角度拍摄的2D图像，这些影像成为3D影像重建时所需要的基础影像。

考虑到辐射剂量对人体的影响，应该调整摄影范围（field of view，FOV），尽可能地减少辐射影响。各种CBCT机型间存在差异，一般可以设定在5cm×φ8cm～17cm×φ23cm的范围，进行180°或者360°的旋转拍摄（图1-34）。应该参考CBCT使用指南，将摄影部位设定在最小的摄影范围（FOV）进行拍摄，减少放射对患者的影响（图1-35）。

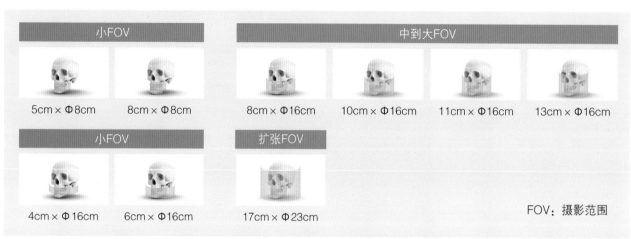

图1-34　考虑CBCT的辐射剂量，调整摄影范围（Kavo dental systems提供）。

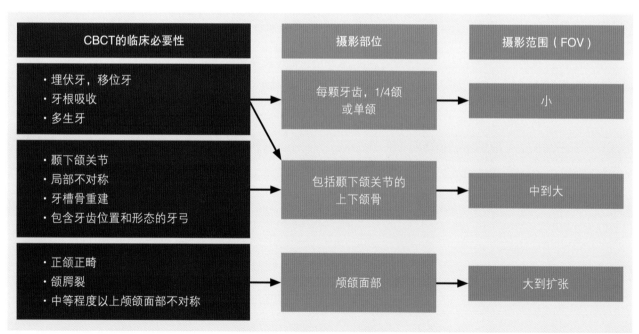

图1-35　使用CBCT指南确定摄影范围。

在以CBCT数据为基础进行数字化牙科诊疗时，应该选择可以拍摄到与咬合相关的舌骨、咽喉气道、颈椎、上下颌骨、颞下颌关节、筛骨窦范围立体画像的机型。这样可以有效地使用图像叠加拟合，或者在需要时以原始图像作为基准对图像进行加工（图1-36）。

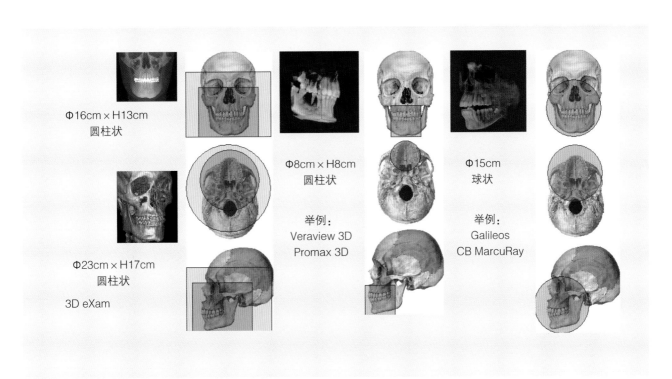

图1-36a　以CBCT为基轴的数字化牙科治疗和摄影范围。

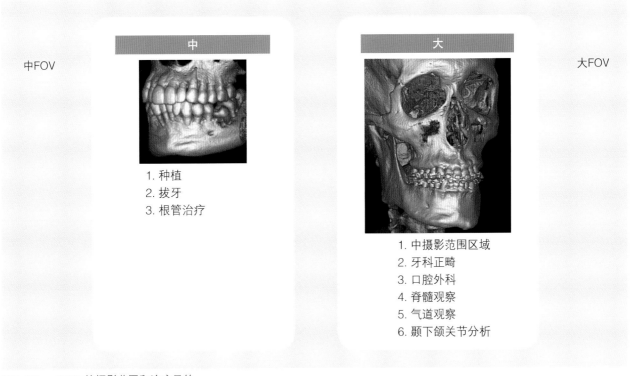

图1-36b　CBCT的摄影范围和治疗目的。

CBCT是利用CT值的差异对硬组织和软组织等进行检查、诊断。CT值是以水为0值作为基准，在设定空气为–1000的条件下，CT拍摄的组织密度表现为相对于水的相对值。例如浮在水上的油在人体中的脂肪组织显示低于0的负值。比水密度高的软组织显示比0稍大的CT值，而骨和牙齿等硬组织中显示出更高的CT值。因此，3D立体图像也可以称为CT值分布图（图1–37）。

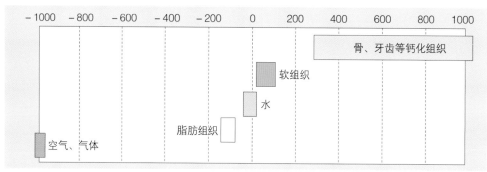

图1–37a　相对于水的相对值表示为CT值。

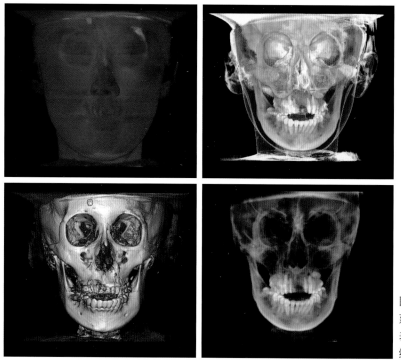

图1–37b　3D构建图像以CT值的差异显示各种组织。

2. 根据DICOM数据转换为3D立体图像

CT摄影时，360°围绕被拍摄物进行单纯照射，将这些X线数据（投影数据）读入软件后，可以形成CT的3D立体图像。这些重建的3D立体图像数据称为DICOM数据。

作为3D立体图像表现方法有"表面渲染法"和"立体渲染法"。两者之间存在不同。

观察一定阈值以上块状物表面的方法称为"表面渲染法"，改变透明度可以观察到内容物的方法称为"立体渲染法"。随着计算机的进步，CBCT表现的方法使用立体渲染法（图1-38 ）。

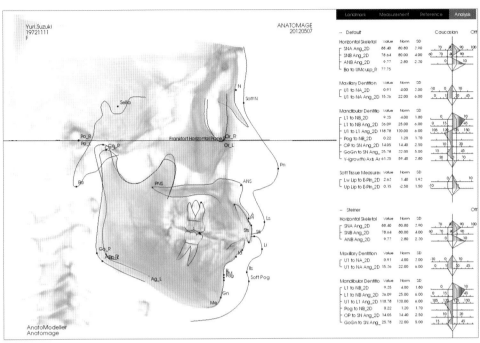

图1-38　立体渲染法的3D立体图像的应用。

通过立体渲染法等重建的3D立体图像，由于根据渲染处理的相关值设定不同，图像也会变化，所以不能完全信赖。

因此，3D立体图像在把握大致的形态时方便易懂，但是相对于种植手术等口内精细的外科手术的术前诊断，一定要在能够一次观察XYZ轴的3个方向的多平面重建图像（multiplanar reconstruction，MPR）中进行确认[14]（图1-39 ）。

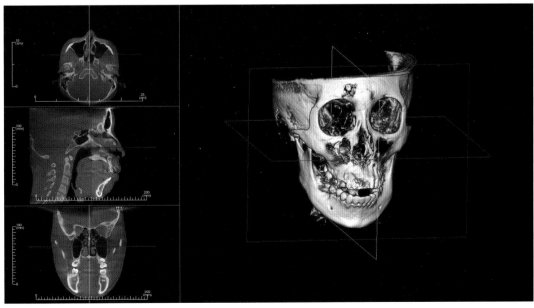

图1-39　MPR图像（左）和立体渲染图像（右）。

3. 使用CBCT的3D立体影像诊断的有用性

①咽喉气道的诊断

传统方法使用侧位片对咽喉气道进行评价。侧位片或CBCT的2D图像进行诊断，结果差别不大（图1-40a）。但是，在3D立体图像中如果使用颜色区分显示咽喉气道，气道容量会更加清晰（图1-40b），特别适用于睡眠呼吸暂停综合征等复杂病例的诊断[15]（图1-40c）。

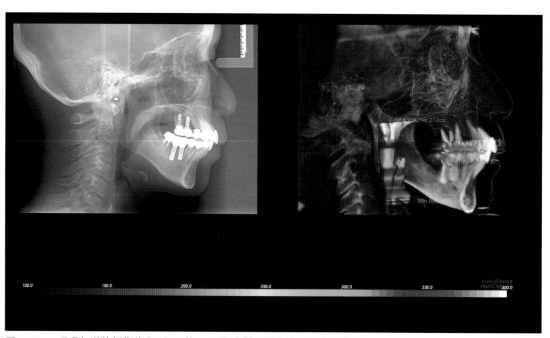

图1-40a　咽喉气道的侧位片和CBCT的2D图像诊断，评价结果没有大的差异。

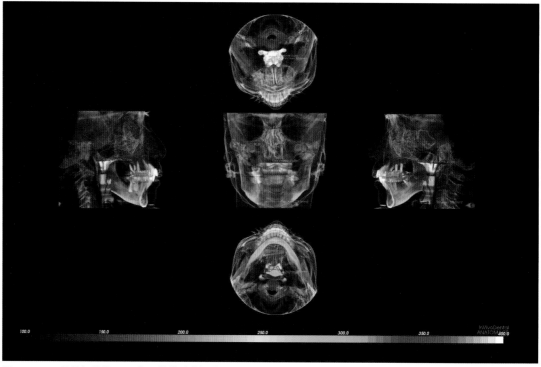

图1-40b　咽喉气道的3D立体图像的诊断。气道容量用颜色区分显示更加清晰。

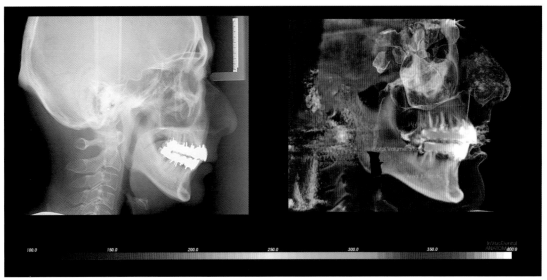

图1-40c　咽喉气道的诊断。适用于睡眠呼吸暂停综合征等复杂病例的诊断。

②颞下颌关节（TMJ）的诊断

使用CBCT可以更加立体地显示颞下颌关节的形态，更准确地进行诊断。同时检查、诊断所需要的时间也会缩短[16~18]（图1-41）。

另外，根据Ferreira A.F.等的研究，应用CBCT可以将上下颌的位置关系和咬合关系，以及与TMJ综合起来进行检查、诊断。在牙尖交错位（ICP）和正中关系位（CR）之间存在偏差的情况下，可以有效地把握病态的发展状况[18]。

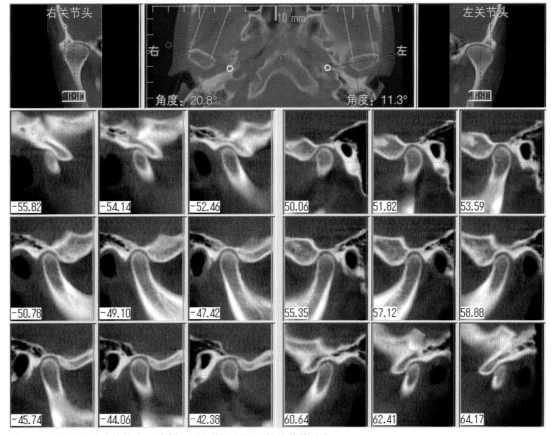

图1-41　颞下颌关节的检查、诊断。可立体显示颞下颌关节的形态。

③正畸治疗的诊断

从2011年开始，数字化技术应用于正畸治疗。使用CBCT的数据，CAD/CAM 3D打印制作个性化舌侧正畸装置。3D立体诊断在正畸治疗中被逐渐应用。

Orametrix公司研发了True Smile正畸治疗用软件。在拟合CBCT和口内数字化扫描数据后，以正畸治疗结束后的最终状态为目标制订治疗计划，应用数字化流程制作矫正装置（**图1-42**）[19-20]。

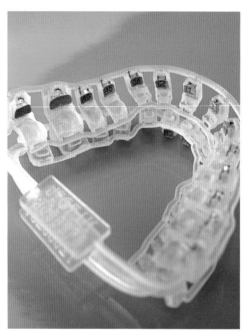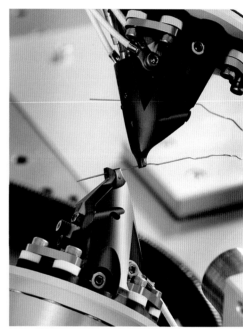

图1-42　True Smile软件添加了对牙根信息的诊断功能，应用数字化技术不仅可以制作正畸矫治器，也可以制作间接粘接托槽用的个性化托盘和机器人弯制的正畸丝。高精度的装置有助于缩短治疗时间（Dentsply Sirona提供）。

5 总结

使用口内扫描取模，CAD/CAM制作嵌体、冠以及桥等的数字化技术流程与之前传统的技工室桌面扫描仪扫描的结果相比较，因为避免了印模材料和石膏模型的变形，所以提高了技工的制作精度，缩短了治疗时间。另外，因为扫描牙体预备后状态可以立刻在图像中确认修复间隙和基牙形态，以及确认扫描取模采集的不精确部分。所以如果技工产品需要返工，那么原因只会是光学取模的不精确。

口内扫描采集的口内软组织、牙列、咬合关系等信息，与CBCT采集的以口内和周围硬组织为中心的数据进行3D拟合。医生可以根据不同的治疗目的，选择必要的软件在3D立体图像上进行诊断，以CBCT为基础制订精准的修复治疗方案。

在第2章将会整理、解释在修复种植治疗病例中如何应用数字化技术。

第2章

口内扫描仪的临床应用

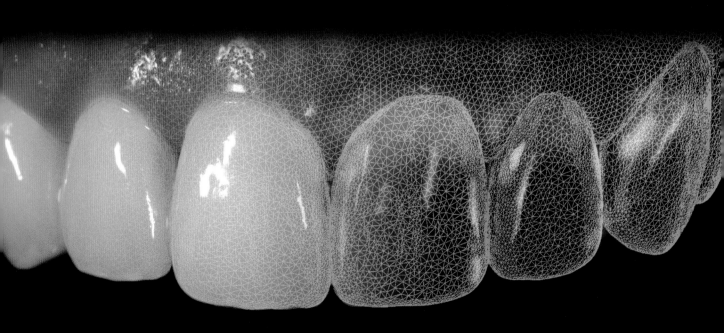

第2章

口内扫描仪的临床应用

为了熟练地掌握数字化诊疗程序，需要将传统诊疗的思维方法完全转移到数字化技术中，而不仅是传统方法的延伸。例如，天然牙基牙如果要进行光学取模的话，基牙预备就不能按照传统的要求，需要在充分理解光学印模的原理和操作原则的基础上，进行必要的改良。数字化技术不仅仅是"省去硅橡胶""省略灌注石膏"，而是简化了传统复杂的诊疗流程，为患者提供更加舒适的诊疗。同时也减轻了医生的工作压力。

另外，经常有人质疑数字化技术流程制作的修复体的精确度，有充分证据证明在少数牙齿的修复治疗中，通过光学取模也可以达到足够的精度[1-5]。

1 数字化工作流程（digital workflow）

数字化诊疗改变了传统修复诊疗的工作流程。我们对牙科传统诊疗和数字化诊疗的工作流程进行了整理、比较。

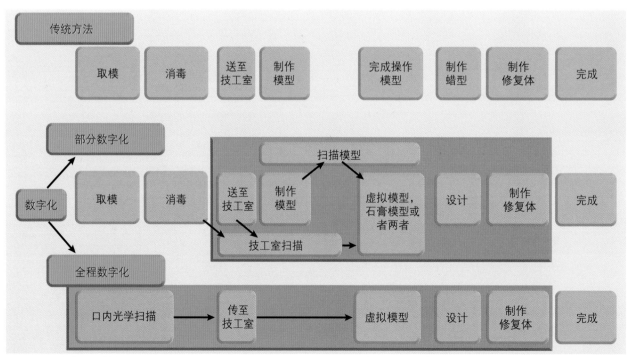

图2-1 传统方法和数字化工作流程。使用口内扫描仪的全程数字化方法可省去印模材料的使用、石膏模型的制作和运送到技工室等步骤。而且减少了感染机会。

迄今为止，数字化牙科诊疗已经有一套以CAD/CAM为主体的完整的工作流程。随着软件的不断开发，可以将设计好的立体数据转变成可靠的产品，而且适用于多种材料[6]。

CAM有两类，一种是附加型制造（additive manufacturing）的3D打印机，一种是切削型制造（subtractive manufacturing）的切削研磨机[7]。

数字化牙科诊疗的工作流程包括获取数据、数据处理、制造3个阶段。现在获取数据的方法有两种，使用口内扫描仪在口内直接获取数据或者使用桌面扫描仪通过对印模面或石膏模型扫描获取数据。与传统流程比较，重要的是将数字化流程的优点有效地应用于牙科诊疗实践中（图2-1）。

2 在天然牙治疗中的应用

①光学取模的适应证

光学取模技术适用于从贴面、嵌体、高嵌体、冠修复，到种植、正畸治疗甚至颌面外科领域的手术（图2-2）。将在第3章中进行详细介绍。光学取模技术不只是简化、取代传统取模，更重要的是可以将光学取模的数据与CBCT采集的数据进行高精度的拟合，此特殊功能更适合于颌面外科手术。

在天然牙治疗时，要注意各种口内扫描仪的数据读取原理不同，尽管光轴的方向、对焦原理等不同，但是保证适合光源进入的条件和环境对于正确、简单地进行数据采集来说非常重要。

在治疗时应该根据不同的治疗目的，选用适合的软件。CAD设计通过STL文件格式传送数据，CAM进行研磨、切削、打印以及选择合适的材料进行制作。

最后与传统方法相同，需要牙科技师检查、修正细微边缘部分和不均匀的厚度。

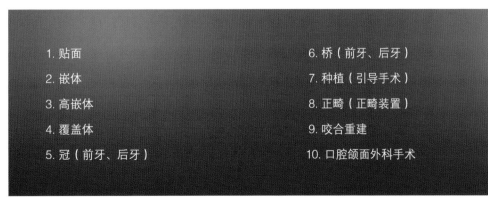

1. 贴面　　　　　　　　6. 桥（前牙、后牙）

2. 嵌体　　　　　　　　7. 种植（引导手术）

3. 高嵌体　　　　　　　8. 正畸（正畸装置）

4. 覆盖体　　　　　　　9. 咬合重建

5. 冠（前牙、后牙）　　10. 口腔颌面外科手术

图2-2　光学取模的适应证。

②光学取模时应考量的事项

因使用的扫描头不同，采集取模难易度也会不同，如**图2-3**所示，应该熟知天然牙基牙光学扫描特有的问题点，特别是设定适合光学扫描的终止线位置以及基牙形状。

基牙预备时应考量的要点：

i. 终止线存在龈缘下深部的情况，需要向侧方大幅度压排牙龈，需要移动扫描头使光捕捉到终止线的线角。

ii. 终止线设置于龈上。

iii. 线角在光学扫描时可能会被圆钝化。

iv. 虽然内线角圆钝的直角肩台形态可以光学取模，但浅凹肩台形态更适合（**图2-4**）。

v. 终止线应用超声波振动尽可能地加工光滑（**图2-5**）。

vi. 前牙的切端部分和各个面移行部保持圆钝化，可以提高CAD/CAM冠的密合度和稳定性（**图2-6**）。

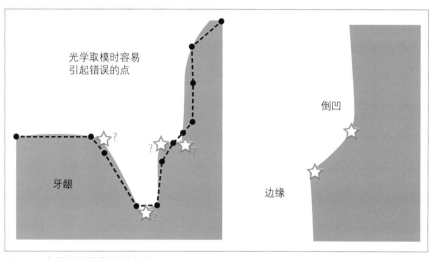

图2-3 光学取模特有的困难点。

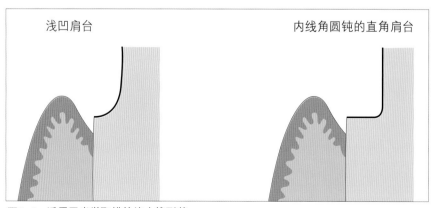

图2-4 适用于光学取模的终止线形状。

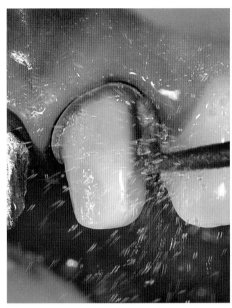

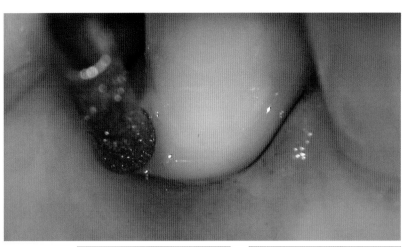

图2-5　应用超声波振动把基牙终止线制备光滑。

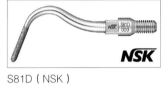

S81D（NSK）

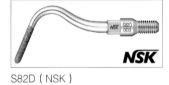

S82D（NSK）

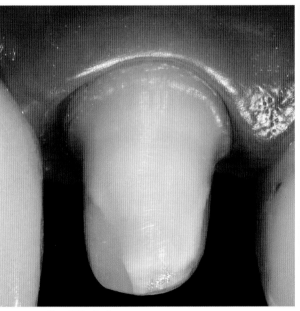

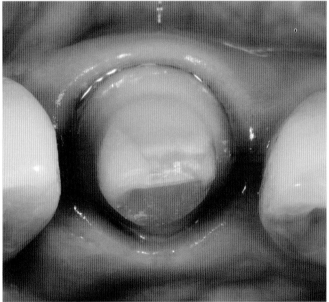

图2-6a　基牙预备完成。

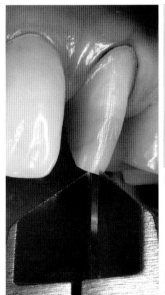

图2-6b　注意冠内径不要小于车针尖端直径。

冠内径

车针尖端曲线

车针尖端切削得比最初的冠内面深

最初的冠内面曲线

图2-6c　基牙预备完成。检查冠部的内径是否可以进行切削，测量基牙前端的厚度。

③天然牙的基牙预备和光学取模

临床病例1. 嵌体（图2-7）

光学取模可以利用保存的数据，有效利用软件的复制和粘贴的功能，只删除患牙更换成预备后的基牙。节约操作时间和减轻患者负担。

该患者主诉"下颌左侧第一磨牙冷刺激痛"来院就诊。因呕吐反射敏感，十几年来拒绝接受牙科治疗。光学扫描避免了取模时的痛苦，患者感到非常高兴。

病例简介　　　　　　　　　　　　　　　　　　　　　　**Inlay**

姓名：M.K.（36岁，女性）
日期：2018年9月3日
牙位：36（嵌体；e.max CAD）

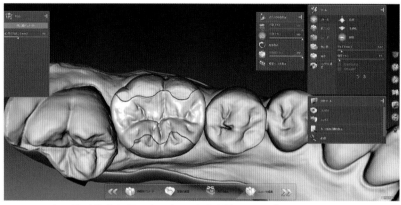

图2-7a　在开放系统中与技工室一起，确认嵌体CAD设计。

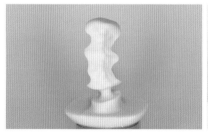 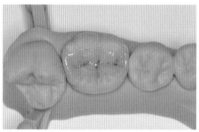

图2-7b　切削结束后未结晶的状态（e.max CAD），由于近远中存在接触点，需要3D打印模型。

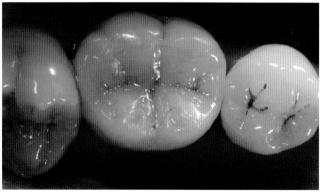

图2-7c　将制作好的嵌体戴入后的状态。无调整，获得了良好的密合。

临床病例2. 高嵌体（图2-8）

覆盖牙尖的高嵌体，因为终止线在龈缘以上，所以可以很容易地进行光学取模。但是在牙尖覆盖型的病例中，为了将咬合关系稳定的状态传递到技工室，需要进行全颌取模。但是如果应用数字化扫描，即使是单侧的信息也会获得与全颌同样的咬合关系的信息。

在基牙预备后进行扫描时，即使存在难以目视到的间隙，也可以在画面上去确认。我们在治疗实践中观察到高嵌体形状和数字化画面上的间隙值一致，证明光学取模的准确性高。

Overlay

病例简介

姓名：Y.S.（40岁，女性）
日期：2017年10月30日
牙位：46（高嵌体；e.max CAD）

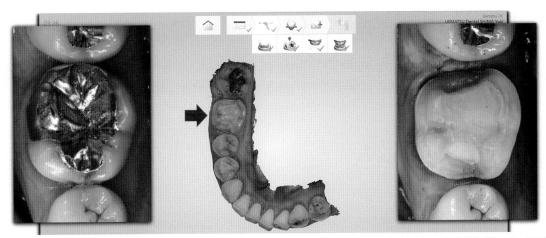

图2-8a 去除不密合的金属嵌体之后，进行牙尖覆盖型高嵌体的基牙预备。只需复制术前单侧的预扫描，只对预备后的基牙（红箭头）进行光学扫描即可。

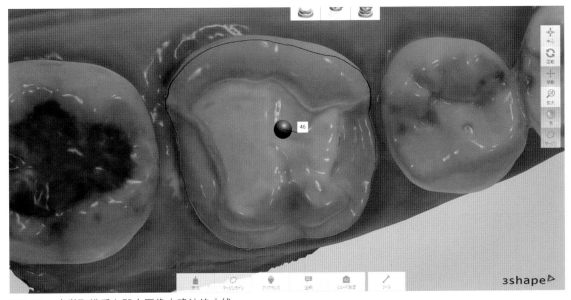

图2-8b 光学取模后立即在图像中确认终止线。

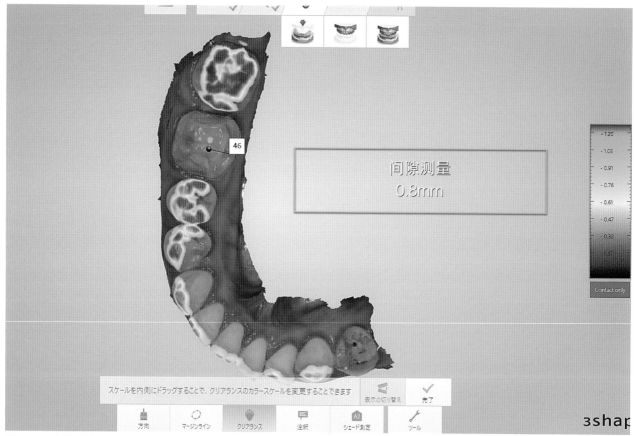

图2-8c　光学取模后立即确认修复空间，测量并检查最薄的部分厚度是否可以确保材料的强度。本病例为0.8mm。

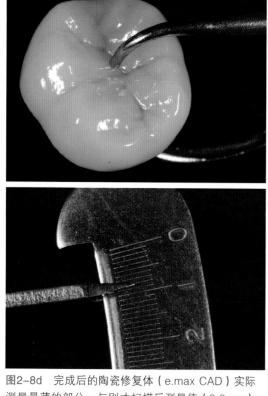

图2-8d　完成后的陶瓷修复体（e.max CAD）实际测量最薄的部分，与刚才扫描后测量值（0.8mm）相同。

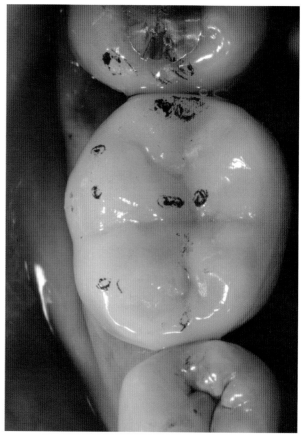

图2-8e　最终修复体戴入。正如光学取模时确认的那样，对颌牙咬合在陶瓷最薄的部分。

临床病例3. 冠修复（图2-9，视频2-1和视频2-2）

冠修复的再治疗，许多病例的终止线在龈缘下需要进行牙龈压排，以便在光学取模时使光轴能够到达龈缘以下。

但是由于龈沟内的渗出液和排龈造成的出血，取模时光会产生漫反射，使光学取模变得困难。熟练的牙科技师在数据画面上可以用点连接终止线去解决。但是与龈上的取模相比精度可能会变低。所以，有的病例可以选择同时使用硅橡胶取模（P.62）。

病例简介

Crowns

姓名：A.A.（55岁，女性）
日期：2018年1月29日
牙位：26（冠修复；Straumann nice）

视频　2-1　冠修复的光学取模

扫码关注后
输入sj01
观看视频

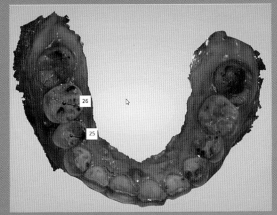

图2-9a　为了保存咬合状态，需要临时冠的数据。

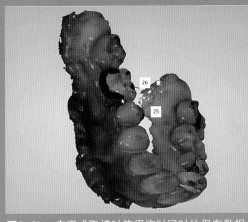

图2-9b　在正式取模时使用临时冠时的保存数据，选择需要预备的基牙。

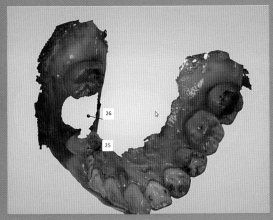

图2-9c　切除需要光学取模的牙齿。

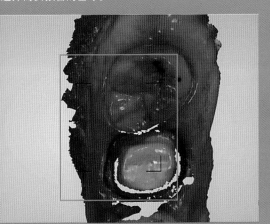

图2-9d　仅添加预备好的基牙数据即可。

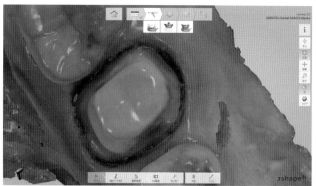

图2-9e 使用较粗的排龈线向侧方充分排开牙龈后,进行光学取模。

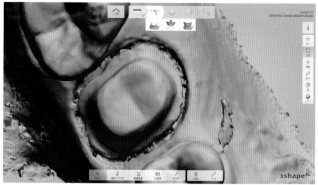

图2-9f 把彩色的状态更换为单色石膏模型样的图像,在视觉上可以更容易地确认边缘部分和终止线的连续性。

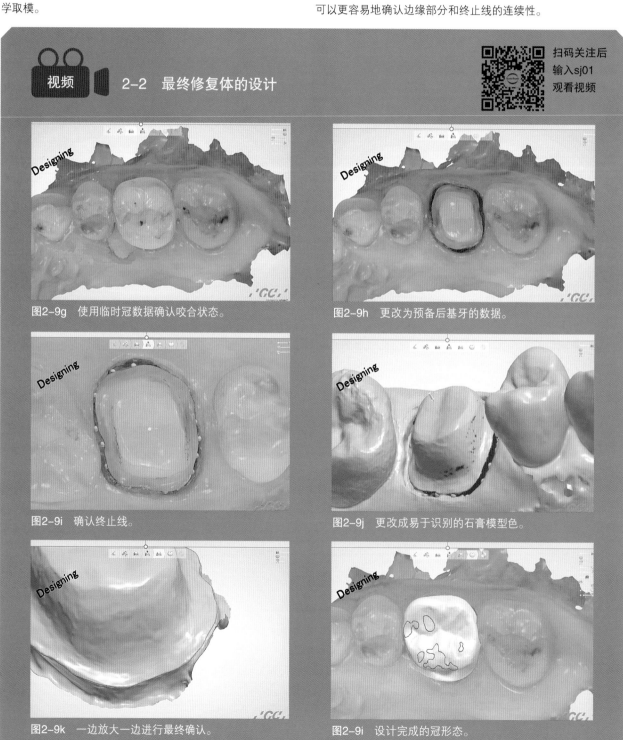

视频　2-2　最终修复体的设计

扫码关注后
输入sj01
观看视频

图2-9g 使用临时冠数据确认咬合状态。

图2-9h 更改为预备后基牙的数据。

图2-9i 确认终止线。

图2-9j 更改成易于识别的石膏模型色。

图2-9k 一边放大一边进行最终确认。

图2-9l 设计完成的冠形态。

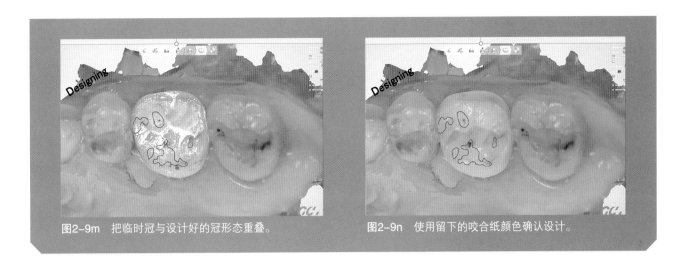

图2-9m 把临时冠与设计好的冠形态重叠。

图2-9n 使用留下的咬合纸颜色确认设计。

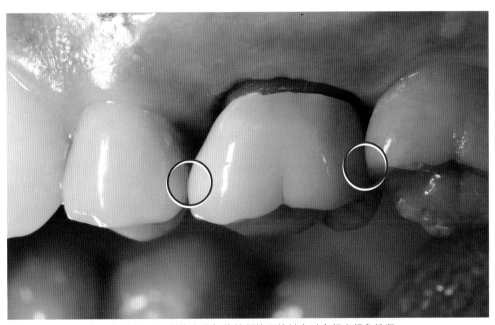

图2-9o 如果没有3D打印模型，制作出修复体的邻接面接触有时会超出想象地紧。

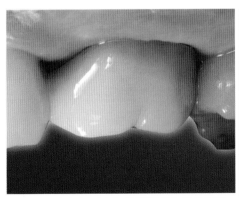

图2-9p 全解剖形态氧化锆冠戴入后的颊侧面观。

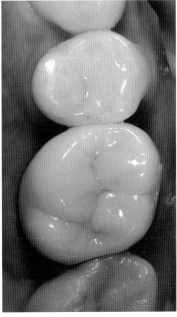

图2-9q 咬合面观几乎没有调殆。

图2-9r 腭侧观，由于过度地排龈，发现少许牙龈退缩。

临床病例4. 修复边缘在龈缘以下光学取模困难时的操作（图2-10，视频2-3）

现有的冠终止线已经设定在龈缘下，下颌的唾液和龈沟渗出液等会使光学取模的精度降低，或者是对多颗基牙同时进行光学取模时，使用传统方法取模制作单颗石膏基牙模型，全口光学取模后，再与单颗基牙模型的技工室桌面扫数据拟合在一起，制作修复体。

病例简介

姓名：T.Y.（59岁，男性）
日期：2018年2月15日
牙位：46、47

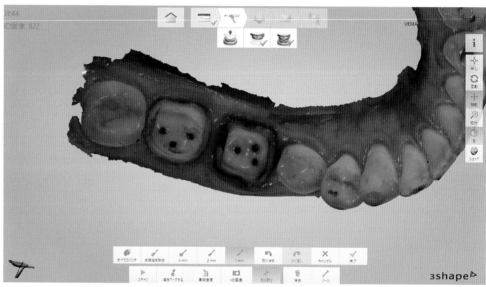

图2-10a　下颌存在大量唾液造成不良影响的环境下进行光学取模时，根据不同治疗范围，确认全颌或单侧咬合关系。为了后期更方便叠加，对必要的部位进行光学扫描。接着使用传统硅橡胶印模材料，制取基牙终止线的形态。

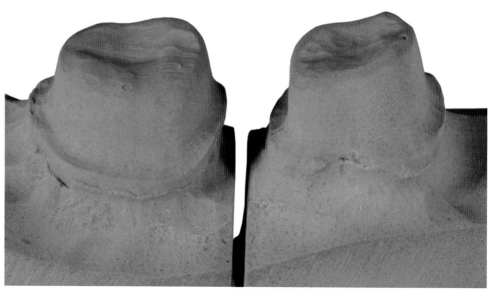

图2-10b　使用硅橡胶进行龈缘下的取模，制作的石膏模型。用桌面扫描仪扫描该模型。

视频　2-3　最终修复体边缘位于龈缘下时的设计

扫码关注后
输入sj01
观看视频

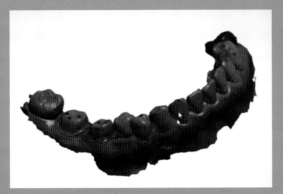

图2-10c　口内扫描数据。

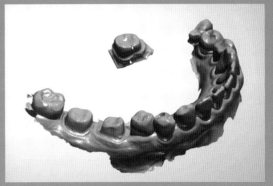

图2-10d　传统硅橡胶取模采集包括龈缘下的基牙形态，制作模型用桌面扫描仪读取基牙数据。

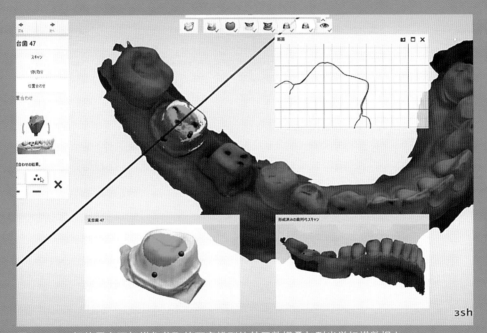

图2-10e　把使用桌面扫描仪获取的石膏模型的基牙数据叠加到光学扫描数据上。

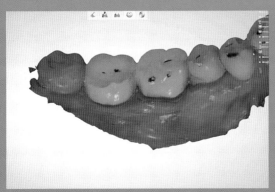

图2-10f　预扫描中临时冠与咬合纸记录的咬合关系。

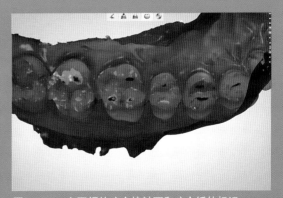

图2-10g　上下颌的咬合接触面和咬合纸的标记。

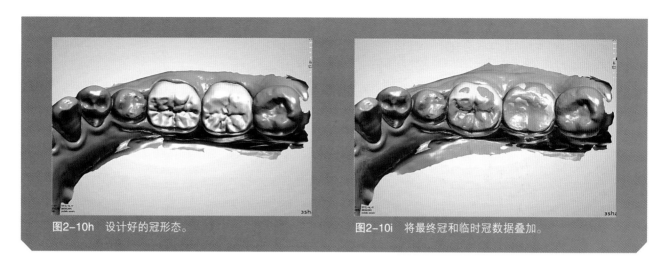

图2-10h 设计好的冠形态。

图2-10i 将最终冠和临时冠数据叠加。

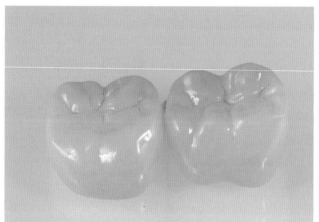

图2-10j 内部染色法制作的单体氧化锆冠。

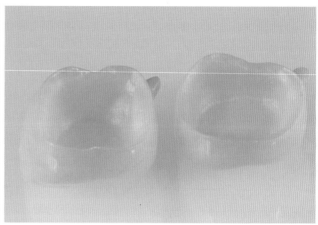

图2-10k 冠的边缘也非常清晰。

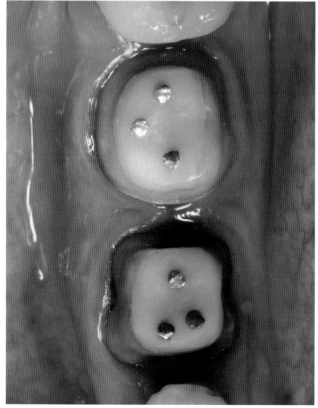

图2-10l 基牙的殆面观（使用钛钉）。

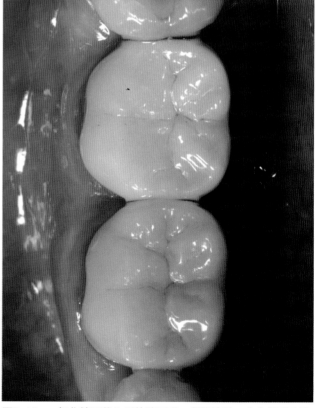

图2-10m 氧化锆冠戴入后的殆面观。邻接接触、咬合关系几乎无调整。

临床病例5. 单颗贴面修复（图2-11，视频2-4）

　　楔状缺损是牙齿受应力集中的结果，因牙质的反复剥离而产生[7]。进行修复时可以应用树脂或陶瓷，分析比较两种材料修复后牙齿受力变形量的试验数据，我们得知陶瓷修复后变形量较低，优于树脂[8]。

　　该病例如果应用传统方法取模，在取出托盘时印模会产生变形，不能用间接法进行修复。但是光学取模没有拆卸方向的限制，可以进行扫描。

病例简介

姓名：K.A.（70岁，女性）

日期：2018年5月15日

牙位：34（贴面；e.max CAD）

Veneers

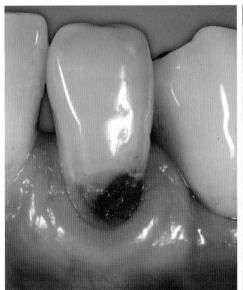

图2-11a　楔状缺损部分存在龋坏。

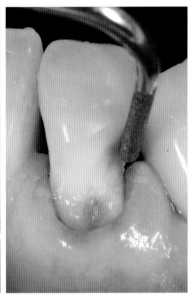

图2-11b　去除软化牙本质，使用超声波振动加工，使边缘光滑。

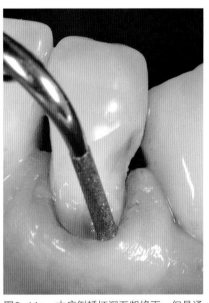

图2-11c　本病例龋坏深至龈缘下，但是通过超声波振动进行切削，牙龈不会出血。

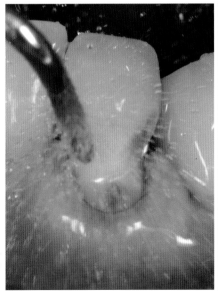

图2-11d　基牙终止线经过超声波振动加工，清晰、连续。

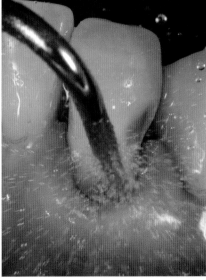

图2-11e　超声波振动精细加工龈缘下终止线和牙面，同时能够去除切削碎片。

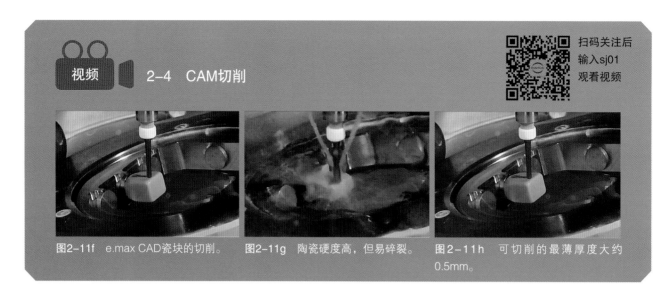

图2-11f　e.max CAD瓷块的切削。

图2-11g　陶瓷硬度高，但易碎裂。

图2-11h　可切削的最薄厚度大约0.5mm。

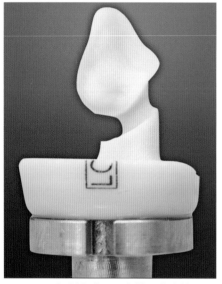

图2-11i　切削完成后，未结晶状态的e.max CAD。

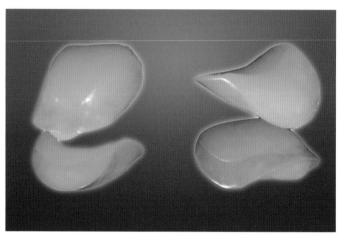

图2-11j　结晶后进行染色，完成的陶瓷表面和内表面。

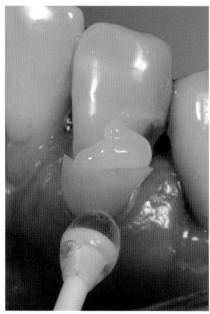

图2-11k　使用专用糊剂进行贴面试戴，确认颜色。

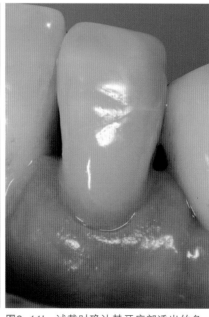

图2-11l　试戴时确认基牙底部透出的色调。

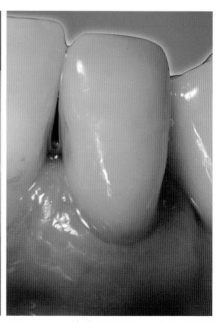

图2-11m　粘接后的状态，边缘非常密合。

临床病例6. 多颗贴面修复（图2-12）

在设计上颌前牙区的多颗贴面修复时，需要用口内扫描仪对软组织和牙齿状态进行取模，并在CAD软件上模拟和设计。

与传统在石膏模型上进行设计相比，光学印模可以使用STL文件格式的优点和治疗流程如下：

i. 可以把面部照片、口内牙列和牙龈连线的数据重叠进行美学设计（图 2-12a~i ）。

病例简介

姓名：G.M.（42岁，男性）

日期：2017年7月1日

牙位：13-23（贴面；e-max CAD）

Veneers

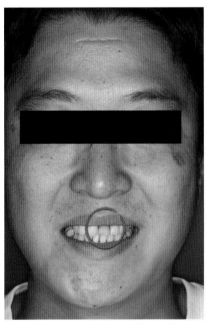

图2-12a 尽可能从正面拍摄患者的面容。找出包括患者主诉在内的问题点。

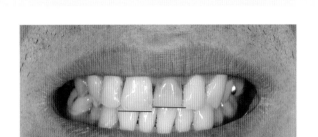

图2-12b 观察微笑时牙齿的露出范围和找出美学上的问题点。1|1切缘高度不一致。

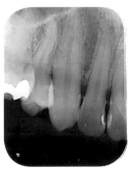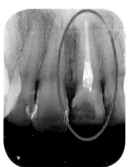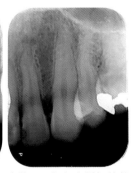

图2-12c X线片。通过标准尺寸的X线片确认各颗牙齿的牙周组织和龋坏的状态。

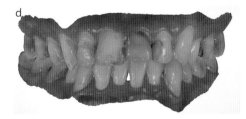

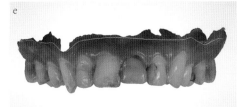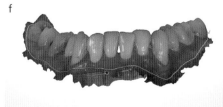

图2-12d~f 对术前牙尖交错位进行光学取模。可以作为预扫描反复使用，为了容易重叠，切掉不需要的牙龈部分。

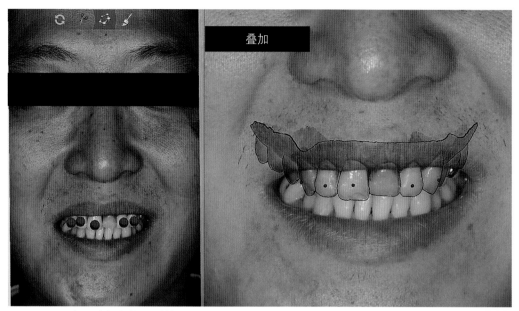

叠加

图2-12g 面部照片与光学印模数据匹配。

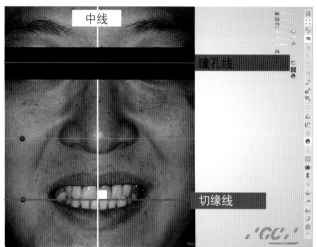

中线

瞳孔线

切缘线

图2-12h 根据美学评价标准在图像中进行诊断。

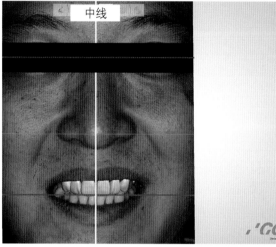

中线

图2-12i 根据诊断结果，制作虚拟蜡型，与面容数据拟合。

ii. 以理想的排列制作虚拟蜡型后，把虚拟设计的贴面外形根据牙齿削除量修正为现实可行的牙齿排列状态（**图2-12j~l**）。

iii. 通过患者的口内试戴，再次评价CAD设计的牙列。通过TRIOS扫描获取最终决定的牙列数据，从而决定最终的牙齿切削量（**图2-12m**）。

iv. 为了预备尽可能近似于决定好的牙齿削除量，制作最终修复形态的3D打印模型和预备用导板（**图2-12n、o**）。

v. 利用戴入诊断饰面时TRIOS扫描获得的数据，预备完成后，只对前牙部分进行光学取模（**图2-12p~s，视频2-5**）。

vi. 使用TRIOS锁定功能，把再次扫描时不希望变形的部分进行锁定，之后再追加扫描需要的部分（**图2-12t~v，视频2-6**）。

vii. 通过STL数据CAM切削的6颗前牙贴面（**图2-12w**）。

viii. 通过结晶处理使陶瓷结构稳定后，根据需要进行微修正（**图2-12x**）。

ix. 美学问题改善后的修复状态（**图2-12y**）。

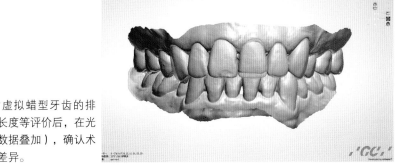

图2-12j　通过面容对虚拟蜡型牙齿的排列、牙齿的宽度、牙冠长度等评价后，在光学印模的数据上叠加（数据叠加），确认术前的牙列和虚拟蜡型的差异。

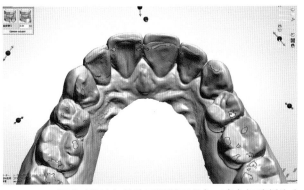

图2-12k　通过对设计好的贴面腭侧面观察，确定切端侧终止线的位置，同时确认咬合接触状态。

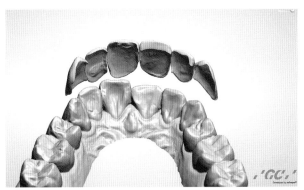

图2-12l　检查虚拟设计贴面的厚度，决定最终牙齿削除量和终止线位置。

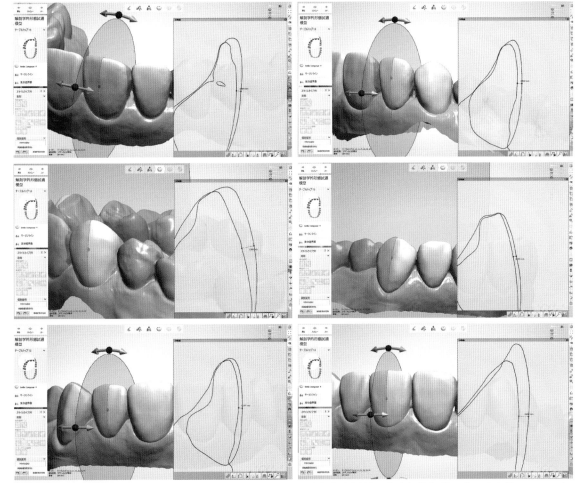

图2-12m　CAD软件上测量设计阶段的贴面厚度，在虚拟设计中考虑材料强度确保修复体厚度，陶瓷约0.5mm是切削的极限。

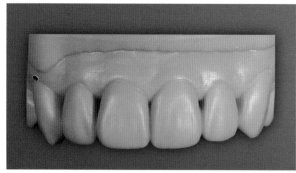
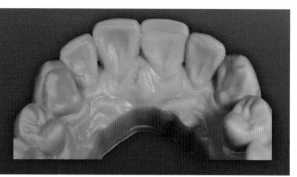

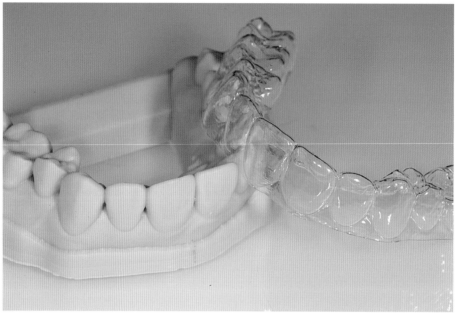

图2-12n　根据虚拟蜡型的设计制作3D打印模型，在该模型上压制塑料透明薄板制作牙体预备用导板。

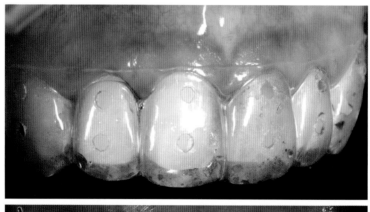

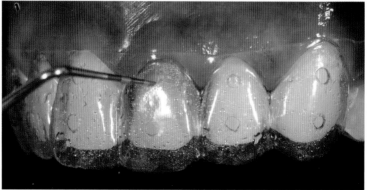

图2-12o　为了测量虚拟设计中决定的基牙切削量，在牙冠的中央和牙颈部附近开窗进行测量，在该开窗的部分通过牙周探针确认预备量。

视频 2-5 多颗贴面修复，制取光学印模的技巧

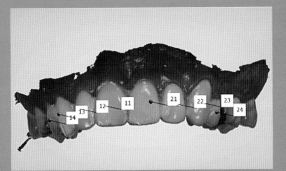

图2-12p 使用保存的诊断饰面数据。

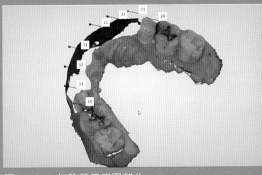

图2-12q 切除基牙周围部分。

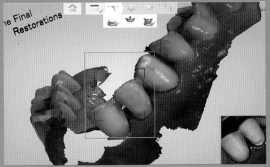

图2-12r 将预备好的基牙数据导入切除部分。

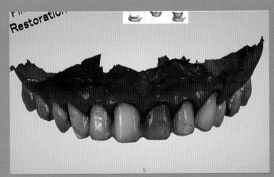

图2-12s 贴面初步光学印模完成。

视频 2-6 精确基牙终止线

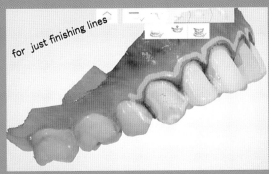

图2-12t 提高精细度对基牙终止线进行光学扫描。

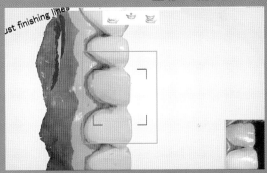

图2-12u 锁定初步光学印模上的关键部分。

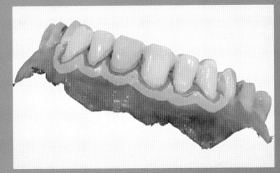

图2-12v 完成贴面最终光学印模。

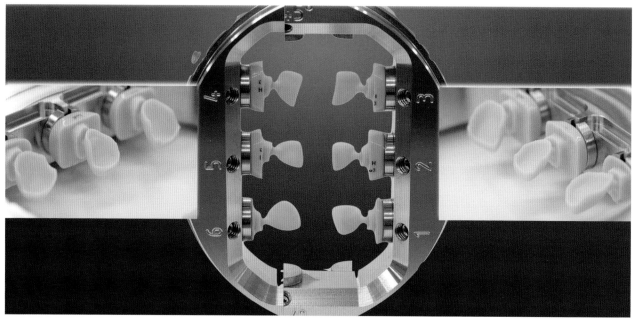

图2-12w　e.max CAD贴面被切削得极薄 。约0.5mm是CAM的极限，牙科技师进行细微的调整和染色。

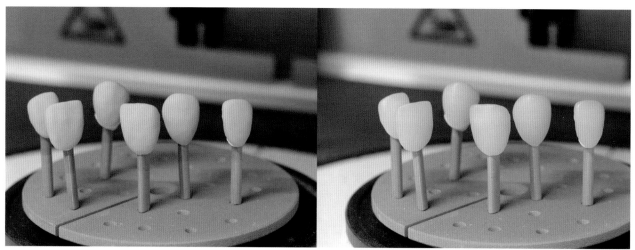

图2-12x　未结晶的状态，进行结晶化处理后精细加工。

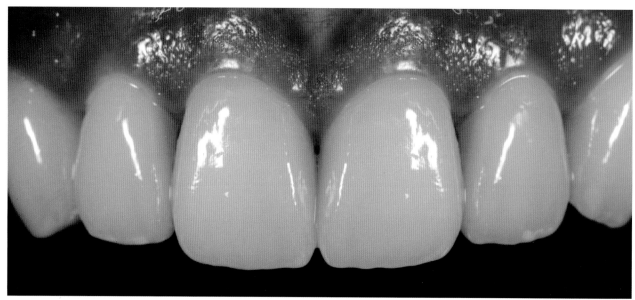

图2-12y　应用CAD/CAM对6颗上颌前牙进行了贴面修复，数字化技术可以很容易地制作左右对称相似的牙冠形态。

3 在种植治疗中的应用

① 种植治疗和光学取模

种植治疗中采用口内扫描仪进行光学取模具有更多的优点。在种植治疗的检查、诊断阶段，种植体植入位置的3D确定，种植体植入用外科导板的制作，以及最终修复体制作等已经形成了完整成熟的数字化工作流程。

在检查、诊断阶段光学取模可以得到无压力、无变形的软组织形态数据，CBCT可以采集到硬组织的3D数据。

在此，通过具体病例解说数字化技术在各种种植治疗中的应用。

临床病例1. 单颗种植（磨牙区，即刻临时修复）（图2-13）

病例概要

下颌右侧第一磨牙缺失。口内的光学取模，在使用导板植入种植体的同时，装入临时修复体进行即刻负重，软组织形态通过临时修复体塑形后，使用口内扫描仪进行了最终修复体制作用的数据采集。

CAD用软件

CARES（Straumann公司），coDiagnostiX（Straumann公司）。

治疗内容

使用3Shape TRIOS 3对牙列和口内无压状态的全颌进行光学取模。使用CBCT（Kavo 3D eXam）采集硬组织数据。使用Straumann公司的CAD软件CARES和coDiagnostiX将这些数据拟合后制订了种植体植入计划。

该病例是第一磨牙缺失，而在远中残留与上颌的对颌牙咬合的第二磨牙。因此，在CARES上进行临时修复设计的同时，以修复为主导，确定了种植体3D植入位置。之后，应用Straumann公司的coDiagnostiX软件设计了种植体植入外科导板，向切削中心下订单（图2-13a~d）。

将种植体植入外科导板在口内进行试戴，根据需要使用CBCT进行种植体植入计划的再确认，使用导向适配器决定了种植体植入的角度、植入深度以及种植体旋转位置，以便能够戴入已经制作好的临时修复体（图2-13e~i）。

姓名：K. O.（53岁，女性）

日期：2017年2月13日

牙位：功能问题

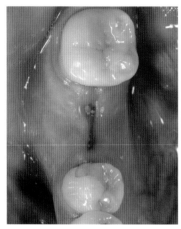
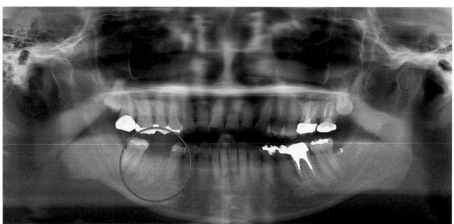

图2-13a 下颌右侧第一磨牙拔除后的状态。从全景片可知，拔除时进行的牙槽嵴保存术成功且稳定。

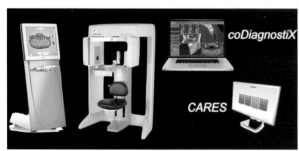

图2-13b 本病例使用的数字化设备。

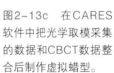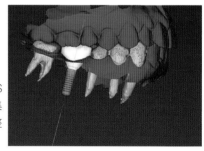

图2-13c 在CARES软件中把光学取模采集的数据和CBCT数据整合后制作虚拟蜡型。

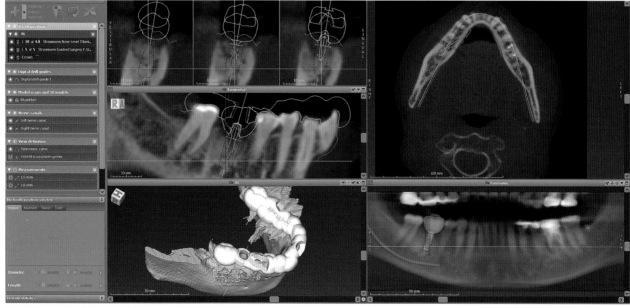

图2-13d 在coDiagnostiX软件中，根据冠的位置确定种植体植入位置，同时按照设计制作种植体植入外科导板。

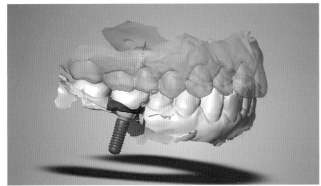

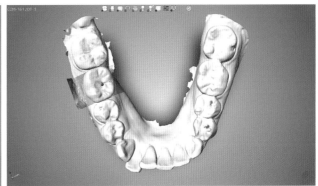

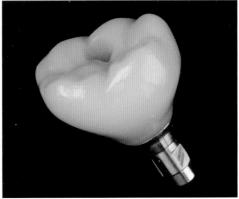

图2-13e 为了制作临时修复体，首先制作虚拟蜡型。使用PMMA制作的临时修复体。

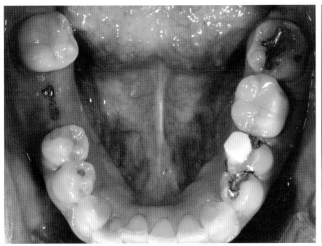

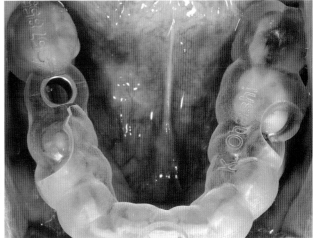

图2-13f 光学取模时的口内状态和试戴制作完成的种植体植入外科导板。

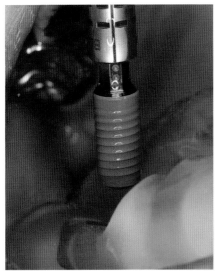

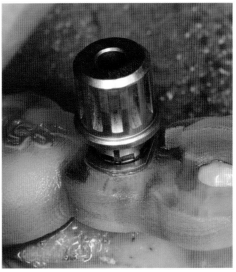

图2-13g 种植体的旋转位置和植入深度与临时修复体必须匹配，通过使用种植体植入外科导板和专用植入用适配器，能够减少误差。

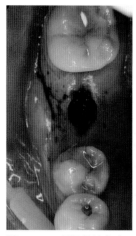 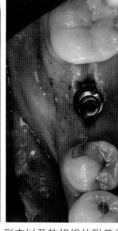 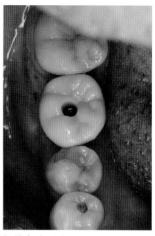

图2-13h　硬组织的宽度、形态以及软组织的附着牙龈的存在适合不翻瓣植入。植入后试戴临时修复体，由于旋转稍微不足，修正种植体的旋转位置，螺丝固位。

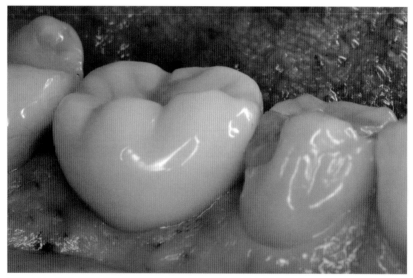

图2-13i　戴入根据虚拟蜡型数据制作的临时修复体之后的状态。

最终光学取模时，使用之前保存在计算机内的下颌全颌印模数据，删去下颌右侧第一磨牙部分，只对该部分进行光学扫描。在拆下临时修复体的同时，在穿龈轮廓还没有变化之前进行光学扫描保存，然后使用锁定功能使软组织部分处于不再被扫描的状态。接着将种植体扫描杆连接到种植体上进行光学扫描，采集种植体植入深度、角度以及旋转位置的数据（图2-13j、k）。

为了在CAD软件上设计最终修复体，读入经过临时修复体塑形后的软组织穿龈轮廓数据，进行虚拟蜡型制作，在3D图像上能够根据需要，通过各种断面确认软组织与修复体的关系（图2-13l~n）。

修正与软组织接触状态后，在虚拟蜡型上对颊侧面和舌侧面的牙冠形态进行微调，接着使用扫描保存的咬合纸印记，以及通过光学扫描记录的咬合关系，互相印证，构建正确的咬合状态（图2-13o）。

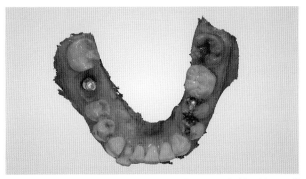

图2-13j   将扫描杆连接到种植体上进行最终光学取模。采集临时修复体塑造的穿龈轮廓非常重要。

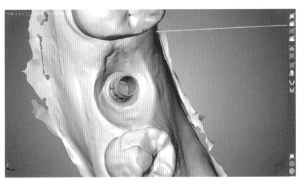

图2-13k   种植体穿龈轮廓。

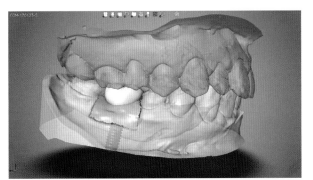

图2-13l   确认虚拟蜡型牙尖交错位的咬合接触。

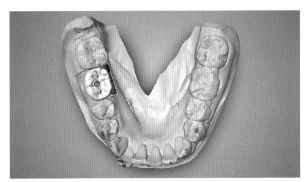

图2-13m   显示下颌模型殆面观和咬合接触点。

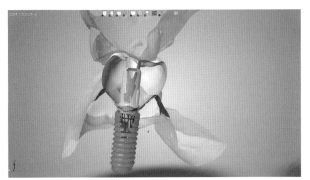

图2-13n   虚拟蜡型和种植体部分的矢状面观，确认龈缘下穿龈轮廓。数字化的优点是可以看到以前无法观察到的。

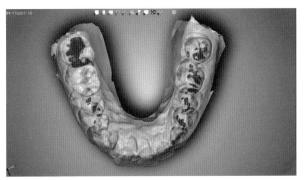

图2-13o   上下颌牙尖交错位的咬合接触关系。可以透过上颌模型确认，是数字化特有的方法。

　　上部结构使用全氧化锆，通过切削制作。与钛基底（Straumann公司）树脂水门汀粘接，螺丝固位（图2-13p）。口内试戴，用35Ncm的扭矩固定。

　　戴入当时的牙龈状态和X线片（图2-13q、r）。此时的咬合状态将数字化设计与咬合纸的实际状态进行比较，从下颌左侧第二磨牙到下颌右侧第二前磨牙几乎完全一致，只有缺损的下颌右侧第一磨牙和位于其后方的第二磨牙的部分咬合纸的印记不同（图2-13s）。约2年后，没有发现特别的问题，牙龈的状态也非常稳定、健康（图2-13t）。

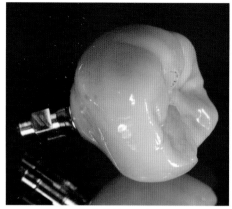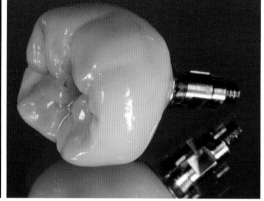

图2-13p 单体氧化锆螺丝固位冠。

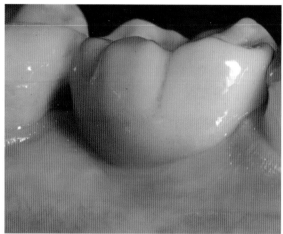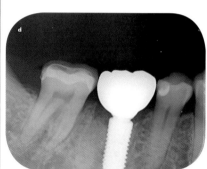

图2-13q 试戴最终修复体，无调整。龈缘下的形态和密合度非常好。

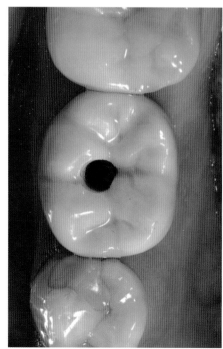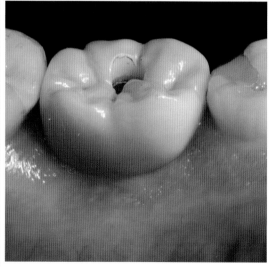

图2-13r 咬合关系和邻接接触的状态也没有特别的问题，因此使用35Ncm扭矩进行了固定。

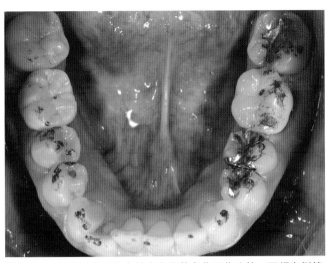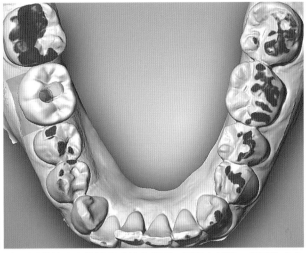

图2-13s 最终固定后咬合状态应用数字化图像比较。下颌右侧第二磨牙以外的咬合接触关系基本相同。下颌右侧第二磨牙的咬合接触状态不同的原因很可能是因为下颌右侧第一磨牙缺失，所以咬合的负担很大程度上附加在下颌右侧第二磨牙上。

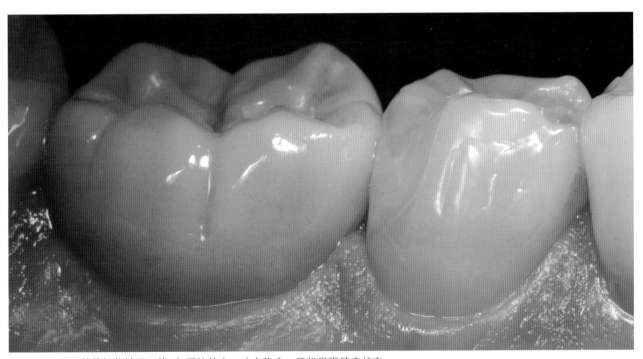

图2-13t 戴入单体氧化锆冠，约2年后的状态。咬合稳定，牙龈呈现健康状态。

病例概要

患者感觉下颌前牙修复体不适就诊。X线片检查发现根尖病变较大，下颌右侧侧切牙到左侧尖牙无法保留，决定拔除。患者因工作上的理由，希望尽快解决无牙齿和难以张口说话的尴尬状态。

我们制订了不翻瓣种植、即刻临时修复、治愈后进行最终修复的计划。

CAD用软件

CARES（Straumann公司），DentalDesigner（3Shape公司），coDiagnostiX（Straumann公司）。

治疗内容

考虑到下颌种植手术时外科导板的稳定性，决定将左侧中切牙暂时保留，种植体植入后拔除（图2-14a）。

为了制作种植外科导板和临时修复体，使用3Shape TRIOS 3进行了光学取模（图2-14b）。将数据导入CAD软件，制作拔牙后的虚拟牙槽嵴形态（图2-14c~f）。在数字化模型上制作虚拟蜡型，导入CAM软件制作。下颌右侧尖牙和左侧第一前磨牙为单冠，从右侧侧切牙到左侧尖牙是以种植体支持的临时修复桥（图2-14g~k）。另外，在CBCT（3DeXam；Kavo公司）中发现了下颌前牙区两侧中切牙附近从下颌下缘向牙冠方向走行的下颌切牙管（图2-14l），种植体植入时需要避开。

病例简介

Flapless Implants

姓名：Y. K.（58岁，女性）
日期：2017年1月23日
牙位：美学、功能问题

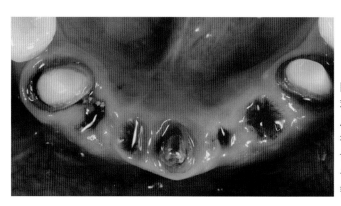

图2-14a　术前下颌前牙区殆面观。根尖病变大，考虑到拔牙后牙槽嵴的吸收，早期拔牙，行牙槽嵴保存术。下颌左侧中切牙的根尖病灶较小，计划用于种植外科导板的前方固定，暂时保留。

…种植，术前对外科　　　　在模型上戴入外科导板模拟种植过程（图2-14m、n ），假设各种方向偏
…软件，根据CBCT的　　移，充分确认了安全性之后，进行实际手术。

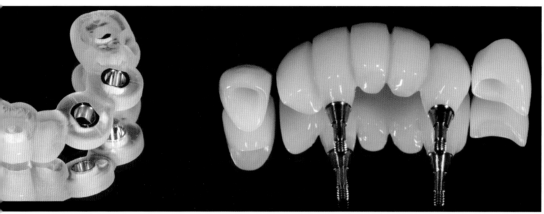

…作虚拟蜡型和虚拟拔牙，在CAD上设计的种植外科导板（左）和临时修复体（右）。

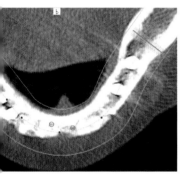

…确认的下颌前牙区存在的下颌切牙管。在
…将种植体植入宽度薄的骨内。

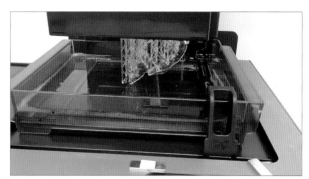

图2-14m　因此，决定用3D打印制作下颌骨模型，并使用外
科导板在术前进行模拟。

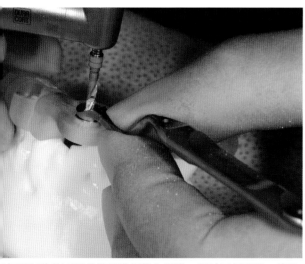

…打印制作的下颌骨模型进行植入模拟。通过导板开窗，确认
…装在3D模型上。模拟通过种植外科导板钻头在颊舌向大幅度
…全地植入骨内。

在下颌右侧中切牙和左侧尖牙位点不翻瓣植入种植体。使用不翻瓣手术专用的适配器确认了种植体的植入深度、角度以及旋转位置（图2-14o、p）。根据术后的CBCT确认了实际植入是否按照术前计划进行（图2-14q~u）。

临时修复体戴入后（图2-14v），制作了全氧化锆的修复体（图2-14w）。

4 总结

在第2章中重点介绍了口内扫描仪用。特别是数字化牙科诊疗在天然牙数字化诊疗与传统诊疗方法进行了比在天然牙治疗中如果采用数字化技

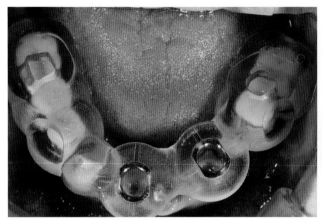
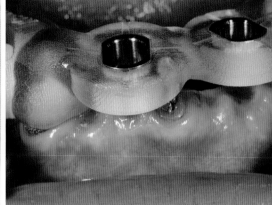

图2-14o 确认下颌左侧中切牙保留的状态下导板的稳定性。

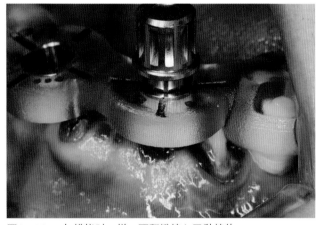
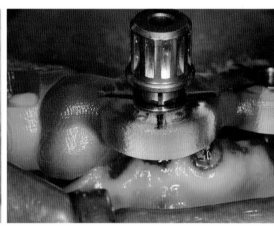

图2-14p 与模拟时一样，不翻瓣植入了种植体。

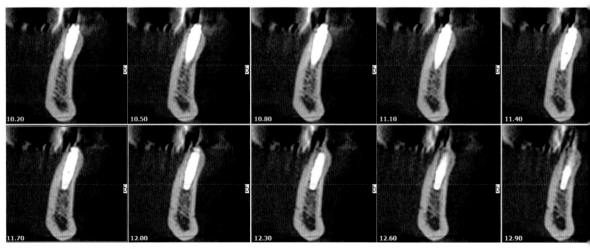

图2-14q 术后下颌左侧尖牙CBCT。

为了在下颌前牙区颊舌向骨宽度较窄的部位进行
导板的适合度和稳定性进行了验证。使用制作下颌骨模
DICOM数据进行3D打印，制作了与实际的下颌骨相似的模

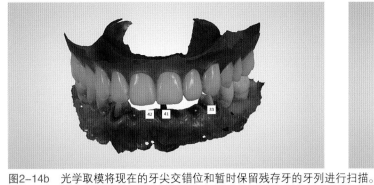
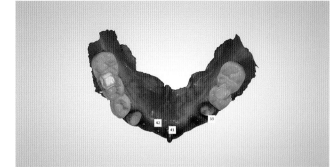
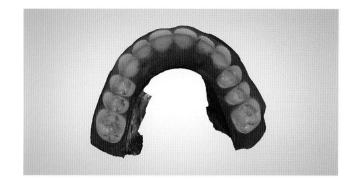

图2-14b 光学取模将现在的牙尖交错位和暂时保留残存牙的牙列进行扫描。

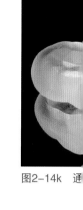

图2-14k 通

图2-14l 在
避开的同时，

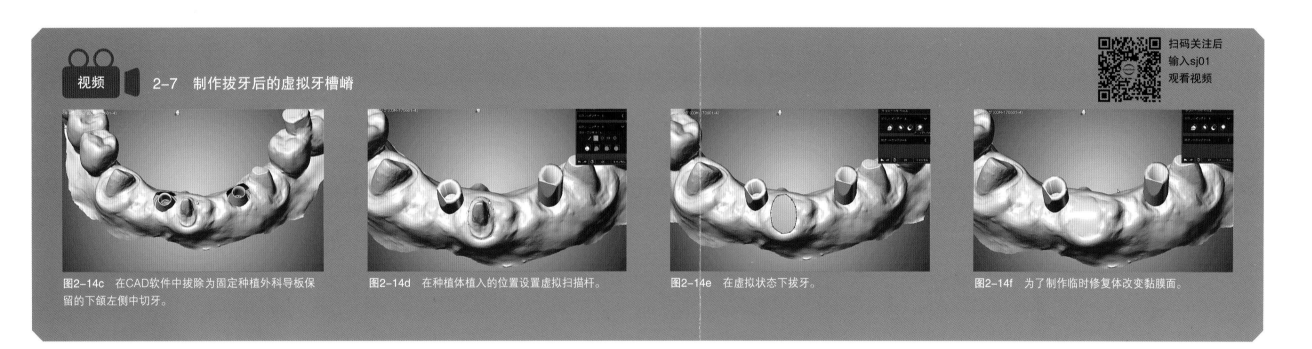

视频　2-7　制作拔牙后的虚拟牙槽嵴

图2-14c 在CAD软件中拔除为固定种植外科导板保留的下颌左侧中切牙。

图2-14d 在种植体植入的位置设置虚拟扫描杆。

图2-14e 在虚拟状态下拔牙。

图2-14f 为了制作临时修复体改变黏膜面。

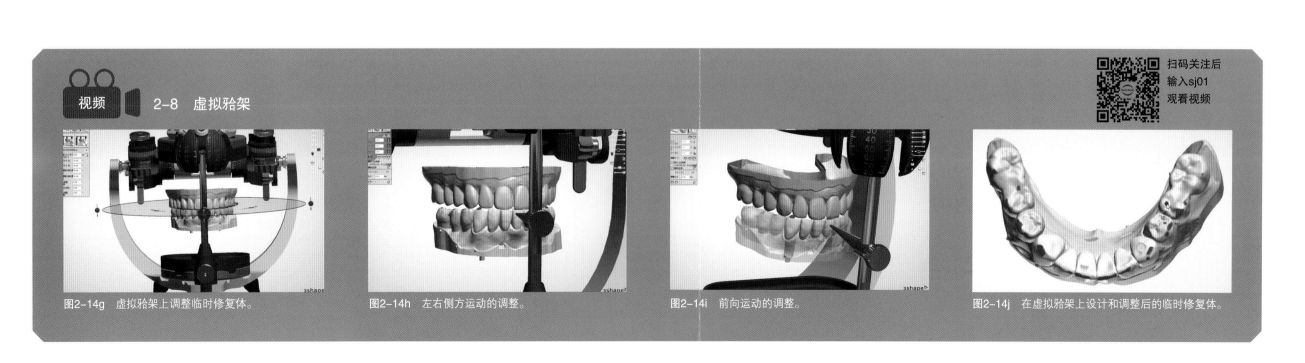

视频　2-8　虚拟𬌗架

图2-14g 虚拟𬌗架上调整临时修复体。

图2-14h 左右侧方运动的调整。

图2-14i 前向运动的调整。

图2-14j 在虚拟𬌗架上设计和调整后的临时修复体。

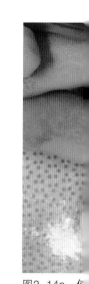

图2-14n 传
导板是否正确
偏移时，也能

省去了灌注石膏的过程。那么在准确性和再现性方面是否真的具有优越性呢？由于龈缘下的扫描非常困难，很难将终止线正确地捕捉为锐利的边缘，所以应该首先进行适合于光学取模的基牙预备。

在种植治疗中由于光学取模能够获取无压力、无变形的软组织信息，CBCT能够在360°的范围内获取硬组织的准确信息。还可以通过软件拟合这些数据进行诊断、治疗。所以与传统印模方法相比数字化技术更加有效。

如果想把数字化技术应用于更加复杂的修复治疗时，例如颌位的改善、牙弓的改善以及天然牙与牙列缺损混合存在的病例，遗憾的是现阶段成熟地拥有完整诊断治疗流程的应用软件还不存在。还需医生和软件工程师们配合将传统复杂修复治疗的知识转换于数字化流程。

数字化技术的优点是可以缩短治疗时间，可以把患者固有咬合关系高精度地保存，实现以往传统治疗方法中不可能实现的效果。例如对于牙齿的磨损、位置移动、咬合高度和颌位变化的管理。医生应该根据病例的具体状况选择使用传统方法还是数字化方法治疗。我们坚信通过软件的不断研发和更新，数字化牙科诊疗技术将会迅速发展和不断进步。

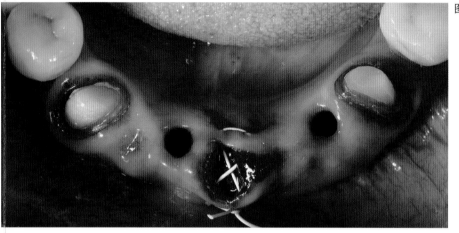

图2-14u　不翻瓣植入后殆面观。

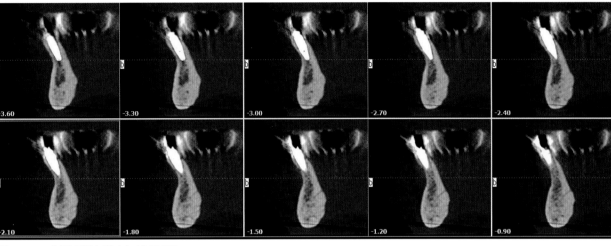

图2-14r　术后下颌右侧中切牙CBCT。

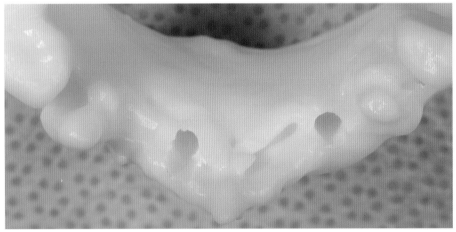

图2-14s　进行模拟手术后的3D模型的殆面观。

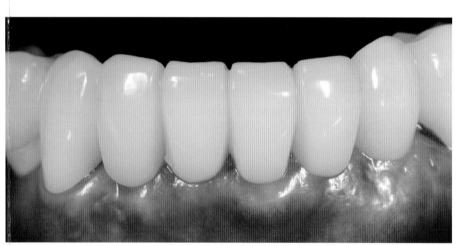

图2-14v　戴入临时修复体后的正面观（最终光学取模前的状态）。

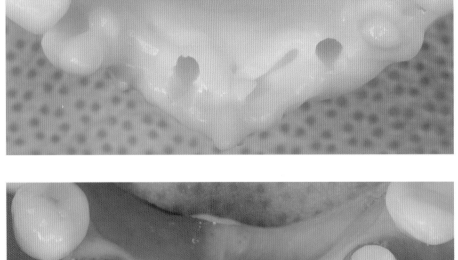

图2-14t　实际植入后口内殆面观与3D模型叠加时植入位置大致相同。

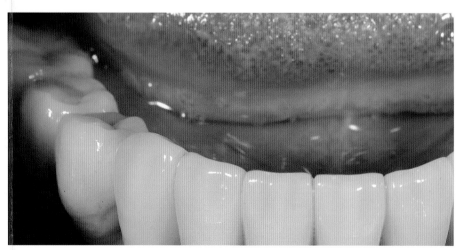

图2-14w　最终修复后。

第3章

应用CBCT与IOS的数据拟合进行咬合重建

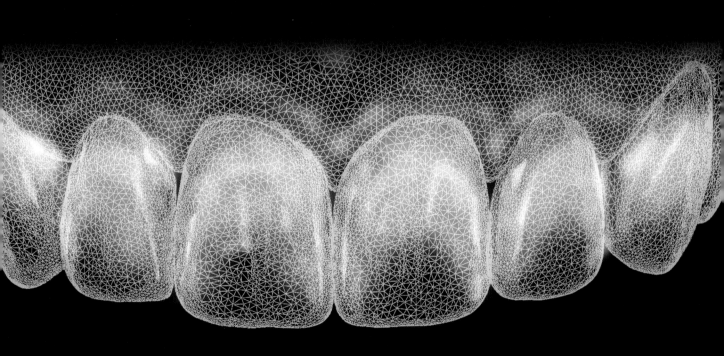

第3章

应用CBCT与IOS的数据拟合进行咬合重建

在第1章中我们介绍了口内扫描仪（IOS）的特点、各公司品牌机型之间的差别以及光学取模所需的环境条件。数字化诊疗与传统诊疗方法完全不同，通过数字化技术采集到的口内数据可以长期保存、复制、反复使用。

在第2章中我们介绍了患者在正常生理咬合关系（牙尖交错位正确）的状态下，使用口内扫描仪采集患者天然牙和种植体的数据、CAD设计、CAM制作修复体的数字化工作流程。

本章将介绍口内扫描仪的高级应用方法，特别是在复杂修复治疗中的实际应用。例如患者具有生理性咬合关系（牙尖交错位正确），天然牙和种植体混合存在的状况。又例如如何将颞下颌关节调整为正中关系进行咬合重建，以及如何通过数字化技术将过去只能通过感知的假想平面（鼻翼耳平面）变为可视化。

我们知道各公司生产的扫描仪在精度和真实度上存有差异，可能会影响诊疗的精确性。所以建议以CBCT获得的硬组织信息为基准，叠加口内扫描仪的扫描数据，一边验证一边使用。

◼1 CBCT的精度

CBCT是数字化设备中的一种。CBCT的空间分辨能力远远优于2D平面的全景图像，更适合应用于需要进行实际测量的牙科治疗。

但是，在第1章中已介绍过，因为CT摄影范围（FOV）以及检测器种类不同可能会产生不同的图像扭曲，旋转角度也随机型而不同等。CBCT图像的精确度（accuracy）与体素尺寸有关，体素尺寸（voxel size）小则图像的清晰度高。但是体素尺寸小时拍摄时间会变长，导致产生运动伪影的概率增加，伪影会使精度降低。

因为CBCT的CT值只是代表图像浓淡的画素值，图像是否准确对于医生诊断至关重要。现在市场上有多种型号的CBCT，医生应该了解各种机型的性能，特别是应该注意能够影响图像清晰度的画素值。因为CBCT的精确度是以微米或毫米为单位，机型之间差别很大，所以临床上建议以2D CT图像进行对照验证测量。

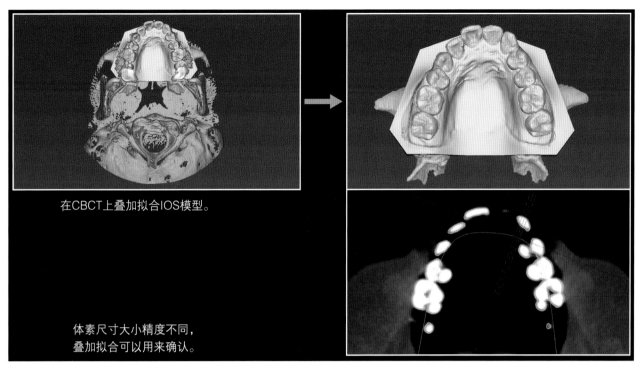

在CBCT上叠加拟合IOS模型。

体素尺寸大小精度不同，
叠加拟合可以用来确认。

图3-1　可以把IOS数据和CBCT数据拟合起来，用来确认是否有变形。这也是数字化的优点。

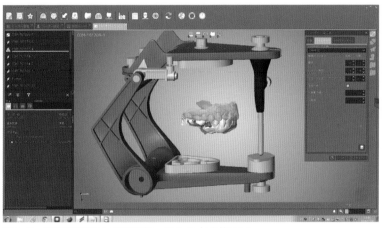

图3-2　如何将模型上虚拟𬌗架。因为没有虚拟面弓。

② CBCT与TRIOS的数据拟合

传统方法进行印模采集也会产生变形，光学取模方法虽然优于传统方法，但是也可能产生变形。数字化技术的优点是能够将IOS印模数据与CBCT数据进行叠加拟合，确认其精度（图3-1）。

③ 将假想平面可视化进行咬合重建

将TRIOS数据生成的模型上虚拟𬌗架，进行全口修复治疗。需要改善咬合平面时，如何上𬌗架呢（图3-2）？

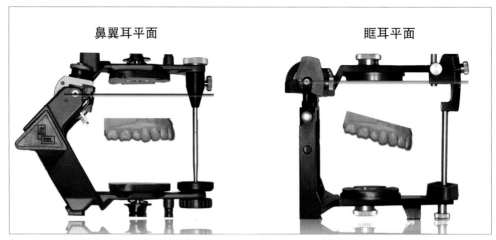

图3-3　传统方法上𬌗架时遇到的假想基准平面，基准平面与面弓转移相关。

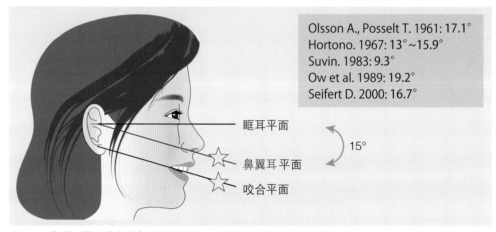

Olsson A., Posselt T. 1961: 17.1°
Hortono. 1967: 13°~15.9°
Suvin. 1983: 9.3°
Ow et al. 1989: 19.2°
Seifert D. 2000: 16.7°

眶耳平面

鼻翼耳平面

咬合平面

15°

图3-4　鼻翼耳平面常在修复治疗中使用，大致与上颌咬合平面平行。

传统方法上𬌗架的基准平面是眶耳平面和鼻翼耳平面（图3-3）。眶耳平面和鼻翼耳平面之间存在约15°的角度差。如果以眶耳平面为基准上𬌗架，上颌中切牙的牙轴与患者的口内角度近似；但按以鼻翼耳平面为基准时，上颌中切牙表现为约15°前突的状态（图3-4）。

鼻翼耳平面是水平基准面之一，是连接两侧耳珠上缘和左右任意一侧鼻翼下缘而构成的平面。在侧位X线片的骨组织上，是通过鼻棘点（前鼻棘底前端部）和外耳道中央的平面，与正常牙列的咬合平面大致平行。因此用于确定假想咬合平面[4]。

通过CBCT确定骨组织上的鼻翼耳平面非常容易，比在软组织上更加准确，而且可重复性高。以鼻翼耳平面为基准确定虚拟咬合平面时，把鼻翼耳平面平行移动至中切牙切端（图3-5和图3-6）相接的位置即可（图3-7）。

因为CAD设计的临时修复体是用3D打印或切削制作的，所以可以把上颌咬合平面的信息和虚拟蜡型的设计状态重叠，确认修正CAD设计，使其与设定好的咬合平面一致（图3-8）。

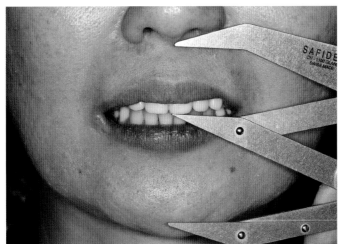

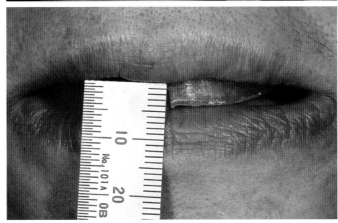

图3-5和图3-6　在设定上颌咬合平面时，确定好的鼻翼耳平面平行移动的基准，是两侧中切牙切端。天然牙列的中切牙切端位置，使用临时修复体根据面容黄金比例尺等修正后决定。无牙颌的中切牙切端位置使用蜡堤或过渡性义齿根据面容黄金比例尺等来决定。

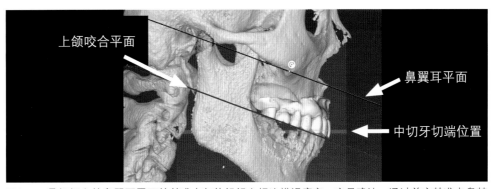

上颌咬合平面　　　鼻翼耳平面　　　中切牙切端位置

图3-7　骨组织上的鼻翼耳平面的基准点与软组织上相比辨识度高，容易确认。通过前方基准点鼻棘点（前鼻棘底尖端部）和两侧外耳道中央的平面，将鼻翼耳平面平行移动到上颌中切牙切端位置，设定上颌咬合平面（红线）。

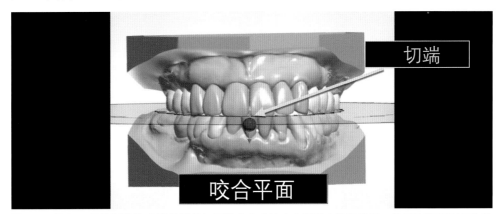

切端　　咬合平面

图3-8　将CAD软件制作的虚拟蜡型叠加到设定完成的咬合平面上进行修正，然后转移到CAD软件上，传送给CAM进行制作。

4 应用CBCT与IOS的数据拟合进行咬合重建的临床病例

临床病例1. 确认关节窝与下颌关节头的位置关系进行种植修复
（图3-9～图3-22）

主诉

他院治疗中的左侧上颌第一磨牙持续疼痛。微笑时露出的前牙长度不齐，影响美观。

提取问题点

i. 存在多颗失败修复体。

ii. 右侧上颌第一前磨牙缺失，左侧下颌磨牙区牙列缺损。

iii. 上颌前牙从唇部观察，牙冠长度不一致，影响美观。

iv. 前牙区的覆𬌗大，覆盖小。

病例简介

Implant & Ortho-Prosthetics

姓名：A. M.（62岁，女性）

日期：2013年11月12日

牙位：美学、功能问题

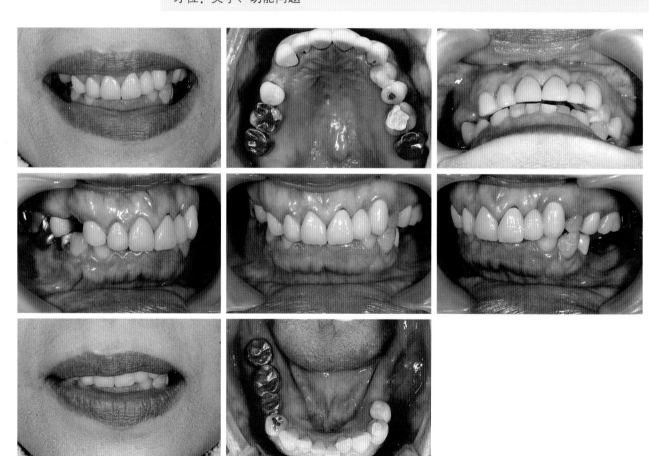

图3-9　初诊时的状态。左侧上颌第一磨牙正在治疗中。上下颌的旧修复体全部失败，右侧上颌第一前磨牙缺失，左侧下颌磨牙区牙列缺损。患者非常在意前牙区的覆𬌗过大，上颌前牙区形态不美观。

治疗方案

i. 以相对于颅骨的上颌中切牙切端位置为基准，设定上颌牙列的排列位置。

ii. 下颌以正中关系位上𬌗架，制订咬合重建计划。

iii. 为了改善前牙区的覆𬌗、覆盖关系，需要进行正畸治疗。在种植体植入前制作模拟排牙模型，根据正畸后的牙列形状位置，决定种植体的位点。

iv. 由于下颌左侧磨牙区没有咬合支持，因此需要在正畸前植入种植体。

　　本病例使用传统方法制作了模拟排牙模型，在正畸治疗开始前植入种植体，然后进行咬合重建。在最终修复前，通过以CBCT的数据为基准拟合IOS获取的口内咬合关系，确认下颌颌位是否正确。从3D图像中确认关节窝与下颌关节头的位置关系。传统方法无法直接通过视觉确认关节关系。

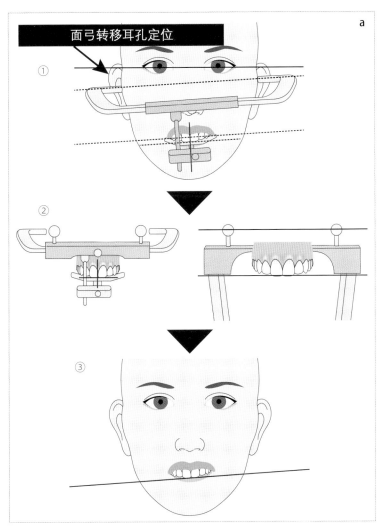

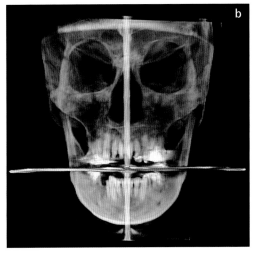

图3-10a、b　因左右耳孔高度不同，如使用面弓将上颌模型转移到𬌗架，则很难将上颌定位在相对于颅骨的正确位置（a）。

a-①因为上颌左右耳孔高度不同，为了修正向右下倾斜的上颌咬合平面，进行面弓转移。

a-②因为𬌗架的左右高度相同，所以下颌关节头的位置也是左右高度相同。通过面弓转移的上颌咬合平面并不是向右倾斜，而是水平。

a-③𬌗架上变得水平的上颌咬合平面在患者的口内依然是向右倾斜的状态。为了将上颌模型相对于颅骨正确定位，并从上颌前牙切端的位置设定上颌咬合平面。我们使用了Kois Dento-Facial Analyzer System。

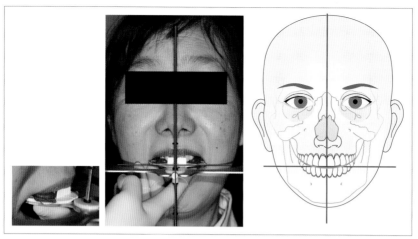

图3-11　将患者的中切牙切端位置对在平板上，使面容的正中线与Kois Dento-Facial Analyzer的垂直杆一致，诊断面容和牙列相对于颅骨的关系，制订治疗计划。

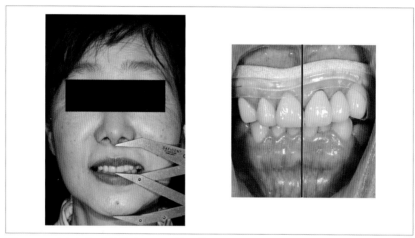

图3-12　中切牙切端的位置，可以使用黄金比例尺以理想的比率进行分析。根据患者的面容确认切端的位置后，决定上颌咬合平面。

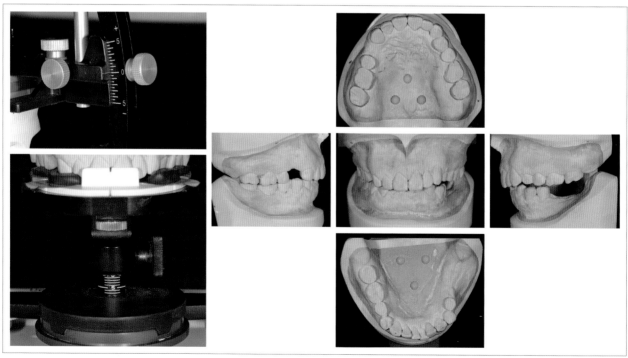

图3-13　下颌模型以颞下颌关节为主导的正中关系上𬌗架，由于修正了下颌位置，因此在𬌗架上，上下颌是无法咬合的状态。

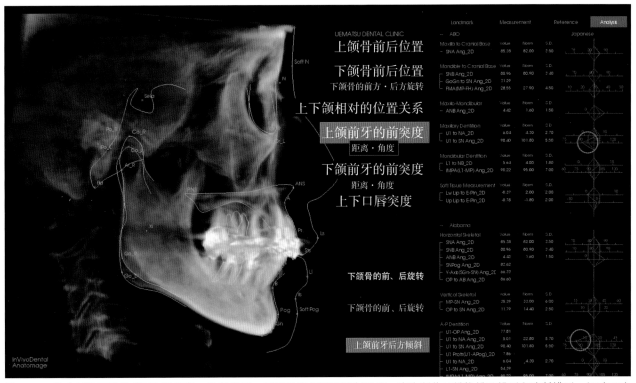

图3-14　此病例为了改善前牙区的覆𬌗、覆盖关系，需要进行正畸和修复治疗。事先制作了模拟排牙模型和诊断蜡型。经过正畸专科医生的侧位分析，制订了多学科联合治疗计划。

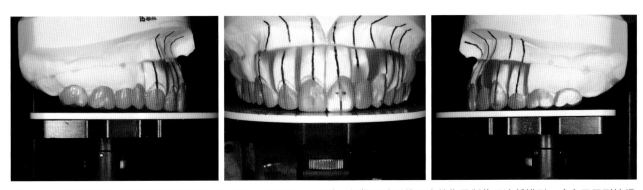

图3-15　在模拟排牙模型上改善了前牙区的覆𬌗、覆盖关系，另外，根据正畸后的牙齿的位置制作了诊断蜡型，确定了牙列缺损部位种植体植入位点。

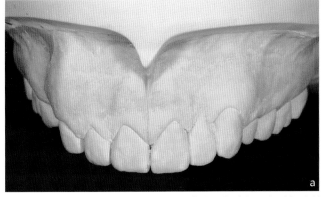
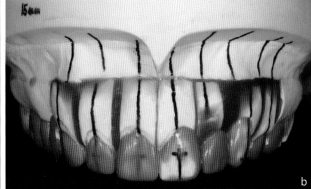

图3-16　与术前（a）相比，相对于正中线，与中切牙切端相连的上颌咬合平面变得水平（b）。

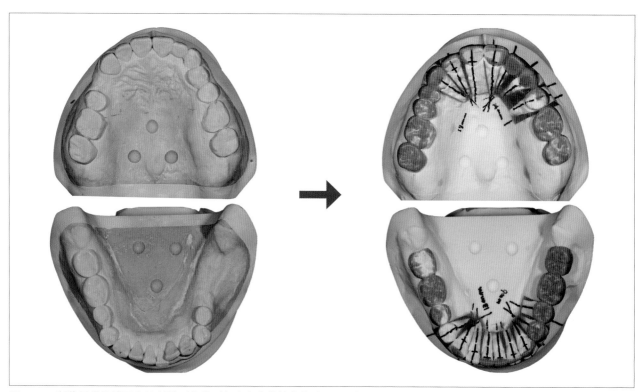

图3-17　制作了模拟排牙和诊断蜡型的模型与患者术前状态的殆面观比较。与正畸医生一起事前商量好如何移动牙齿以及修改临时修复体的时机等。另外，以修复为主导正畸完成后的位置决定种植体位点。

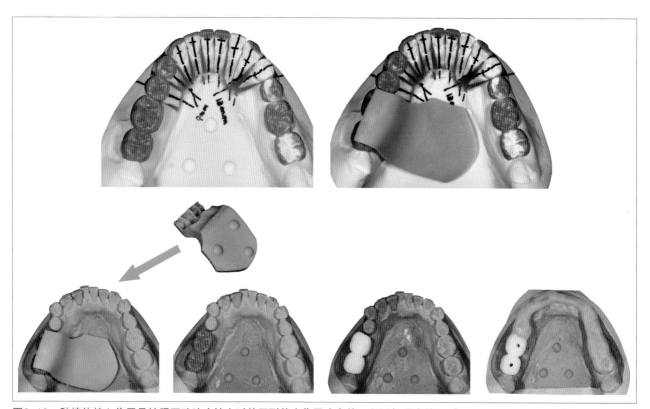

图3-18　种植体植入位置是按照正畸治疗结束时的牙列状态位置决定的，所以与现在的牙列不匹配。因此，为了按照预定正确地植入种植体，需要制作种植外科导板。事先在原模型上备制了3个圆孔，用硬质硅橡胶从模拟排牙模型上把种植的位置转移到原模型上。

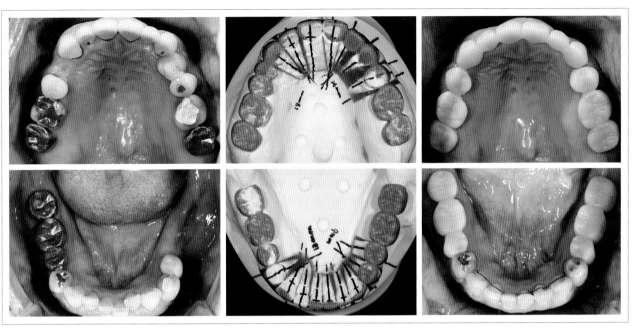

图3-19 正畸治疗前将按照模拟排牙模型中诊断蜡型的牙冠形态制作的临时修复体戴入口内。在牙列缺损部位植入了种植体后进行正畸治疗。按照治疗计划治疗结束后。

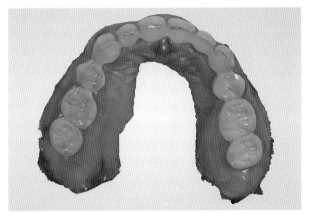

图3-20a 使用IOS，采集临时修复体的形态以及咬合关系。上颌𬌗面观。

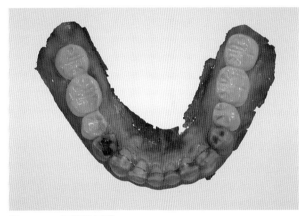

图3-20b 下颌𬌗面观。

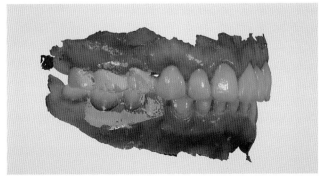
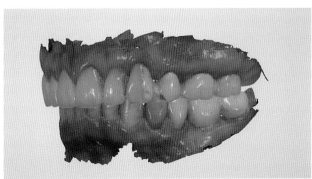

图3-20c 左右咬合状态。

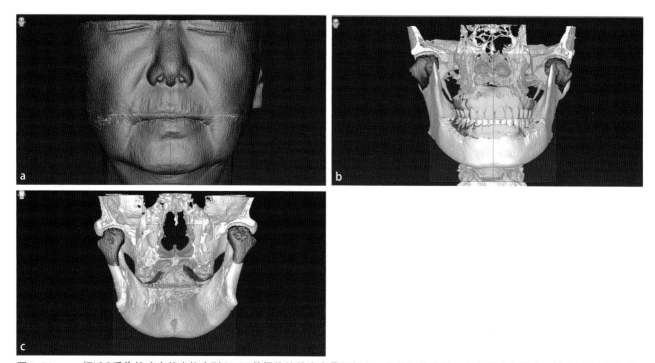

图3-21a~c　把IOS采集的咬合状态拟合到CBCT数据构筑的患者骨组织上。在最初的阶段，考虑到咬合重建，该病例是以颞下颌关节优先的正中关系位上𬌗架的。图3-13术前的状态可以观察到咬合平面左右存在很大的紊乱。特别是在牙列缺损部位下颌的左侧从尖牙开始，咬合处于分离的状态。通过模拟排牙预测正畸后的牙齿位置，制作诊断蜡型改善牙冠形态，复制成临时修复体，开始治疗。治疗结束后颌位究竟是否得到了改善，传统方法并不能直观地确认。现在可以在3D图像中确认下颌关节窝与下颌关节头的位置，以及现在的咬合状态是否可以转移到最终修复体。相对于面部的正中，从嘴唇的位置能确认牙齿的正中线稍微偏向了左侧（a）。骨组织上的正中线，上颌骨正中定位在连接前鼻棘和后鼻棘线的中点（b），下颌骨正中定位在下颌体的中央位于舌侧的颏棘中点（c）。使用临时修复体咬合时的口内扫描数据进行重叠拟合，确认了颞下颌关节的情况。

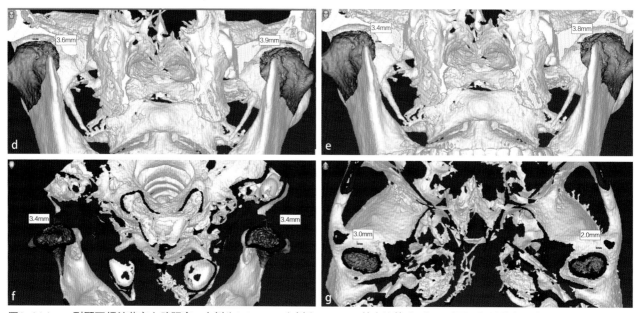

图3-21d~g　到颞下颌关节窝上壁距离，右侧为3.6 mm，左侧为3.9mm，基本均等（d）。到颞下颌关节窝左右内壁的距离，右侧为3.4 mm，左侧为3.8mm，基本均等（e）。到颞下颌关节窝后壁的距离，右侧为3.4mm，左侧为3.4mm，基本均等（f）。到颞下颌关节窝前壁的距离，右侧为3.0mm，左侧为2.0mm（g）。

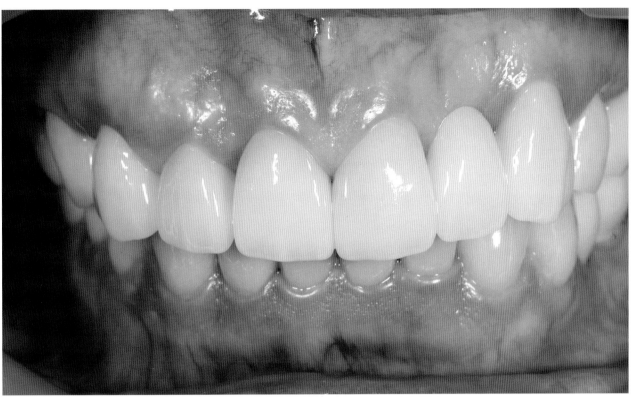

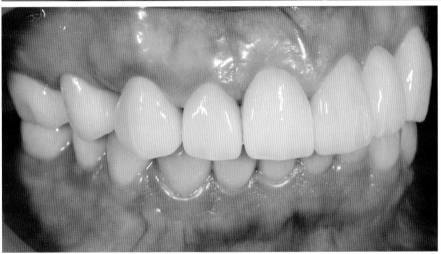

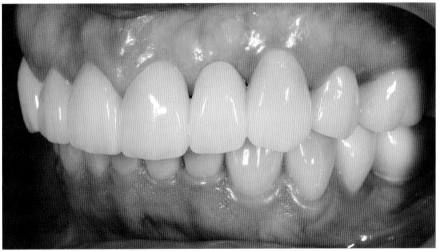

图3-22　通过咬合重建，改善了前牙的覆𬌗、覆盖。也改善了上唇露出的牙齿长度。通过植入种植体，咬合状态也变得稳定，患者对此非常满意。

病例简介

Implant-Restorative

姓名：N. S.（60岁，女性）

日期：2017年2月8日

牙位：美学、功能问题

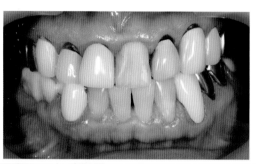

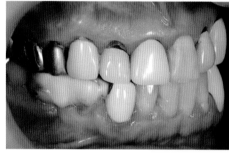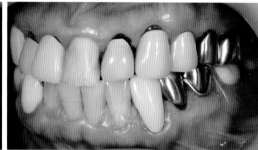

图3-23　初诊时的正面观和左右侧面观。很多失败修复体，美学和功能上存在问题。

主诉

上颌前牙区戴入的修复体不密合，希望从美学角度进行改善，右侧下颌磨牙区的临时修复体无法进行咀嚼。

提取问题点

i. 多颗失败修复体。

ii. 多颗继发龋齿。

iii. 需要继续治疗的感染根管。

iv. 下颌右侧牙列缺损和左侧牙列游离端缺损。

v. 美学和咀嚼功能障碍。

治疗方案

i. 拔除不可保留的牙齿。

ii. 为了稳定咬合，需要早期植入种植体。

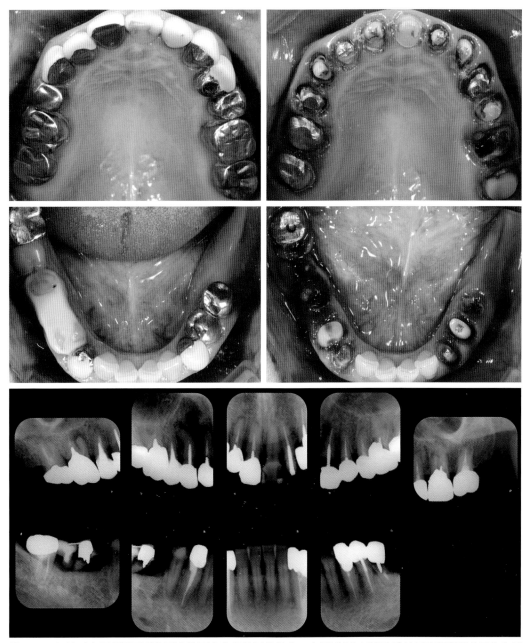

图3-24 初诊时上下颌𬌗面观和刚去除不良修复体后的状态。应用X线片10张法确认了不能保留的牙齿和需根管治疗的牙齿。

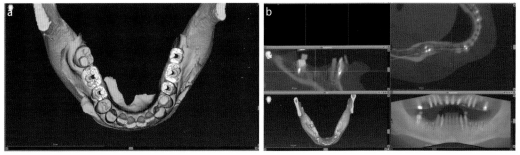

图3-25a、b 通过CARES软件制作虚拟蜡型确定冠部的排列位置后，使用coDiagnostiX软件以修复为导向决定种植体的植入位置。

iii. 以修复为导向制订治疗计划并制作临时修复体。

iv. 在引导咬合稳定的同时进行根管治疗。

v. 确认咬合稳定后进行最终修复。

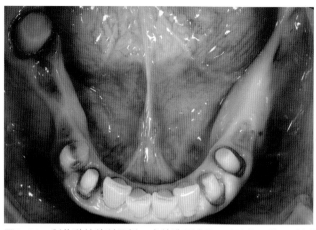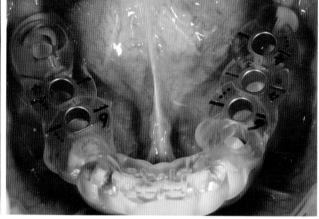

图3-26　制作种植外科导板。术前进行试戴，确认能否按照计划植入。

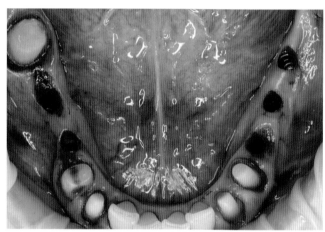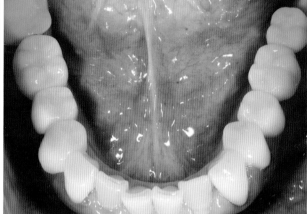

图3-27　导板稳定，确认无问题后，左右侧同时植入种植体。使用螺丝固位戴入了术前制作好的临时修复体。

数字化诊疗工作流程

i. 使用IOS（TRIOS 3，3Shape）采集拔牙后口内状况的数据，使用CBCT（3D eXam，Kavo）采集DICOM数据，应用coDiagnostiX（Dental Wing）软件将两种数据进行拟合。使用CARES软件制作诊断蜡型，进行全颌临时修复设计，以修复为导向决定种植位置，然后按照术前设计制作种植外科导板。

ii. 将CAD设计制作的临时修复体戴入患者口内，约3个月后根据需要进行调整。应用CBCT和IOS的数据拟合，以临时修复确定的上颌中切牙切端为基准，在骨组织上参考鼻翼耳平面导出上颌的假想咬合平面。

iii. 下颌以正中关系位扫描的IOS数据为基准，与上颌按照假想咬合平面制作的第二次临时修复的虚拟蜡型相咬合，设计制作。

iv. 最终通过CAM制作的第二副临时修复体。按照传统方法在口内确认了美学、功能。然后，与去掉临时修复体的基牙数据叠加，完成交叉上𬌗架。通过透明化处理确认没有移位。最终修复使用氧化锆全冠。

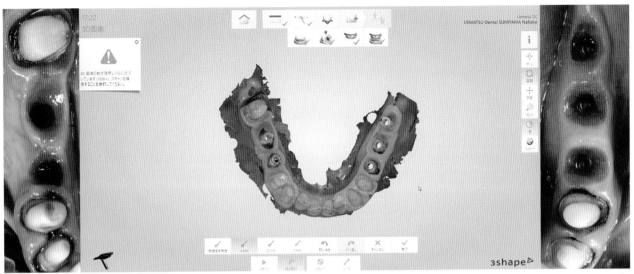

图3-28a　种植体的穿龈轮廓经过螺丝固位的临时修复体塑形后，使用IOS在充分干燥的状态下，反复多次进行局部扫描。将采集的穿龈轮廓数据用锁定功能固定后，连接种植体扫描杆。封闭扫描杆骀面的螺丝孔会使扫描变得容易。

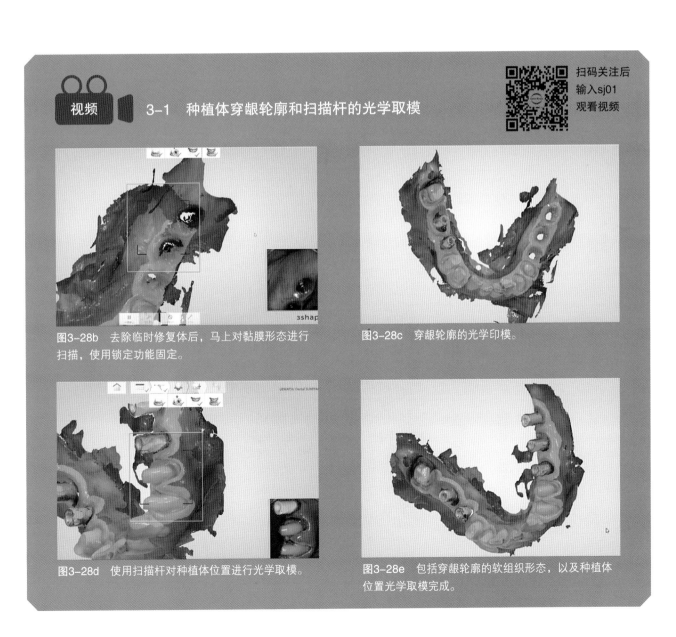

视频　　3-1　种植体穿龈轮廓和扫描杆的光学取模

扫码关注后
输入sj01
观看视频

图3-28b　去除临时修复体后，马上对黏膜形态进行扫描，使用锁定功能固定。

图3-28c　穿龈轮廓的光学印模。

图3-28d　使用扫描杆对种植体位置进行光学取模。

图3-28e　包括穿龈轮廓的软组织形态，以及种植体位置光学取模完成。

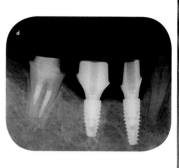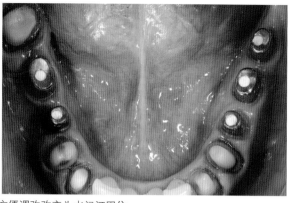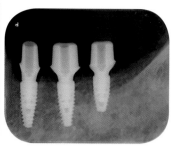

图3-29 种植体戴入钛基台。为了方便调改改变为水门汀固位。

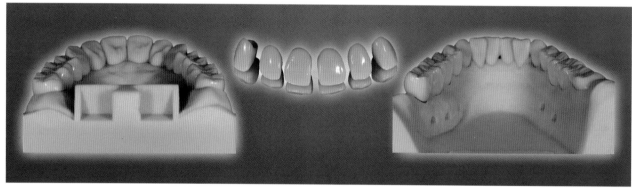

图3-30 为了最终修复制作了第二副临时修复体。而为了在骨组织上设定鼻翼耳平面并导出咬合平面，则需要确定患者的面容以及功能相适合的上颌中切牙切端位置。

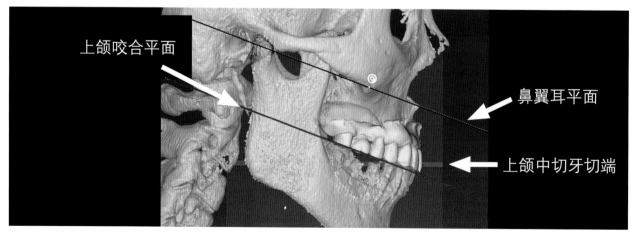

图3-31 基准点在骨组织上比软组织上更准确。鼻翼耳平面在CBCT骨组织图像上，是通过鼻棘点（前鼻棘底尖端部）和外耳道中央的平面。将鼻翼耳平面平行移动到上颌中切牙切端，导出假想咬合平面。

视频 3-2 根据假想咬合平面制作临时修复体

为了方便叠加，在3Shape的DentalDesigner设计软件中，选择3个以上任意点，在coDiagnostiX软件中拟合CBCT骨组织和IOS的数据。确认鼻翼耳平面导出假想咬合平面后，把DentalDesigner制作的虚拟蜡型移动到coDiagnostiX中，通过叠加重复进行虚拟蜡型的修正，直到与假想咬合平面一致。

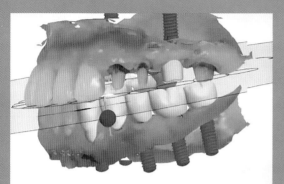
图3-32a 在3Shape设计软件DentalDesigner中显示咬合平面。

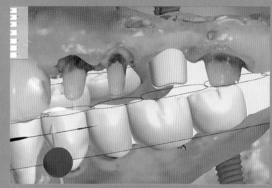
图3-32b 检查基牙与咬合平面之间的关系。

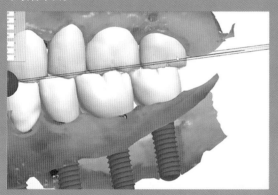
图3-32c 上颌左侧第二磨牙冠长度过长。

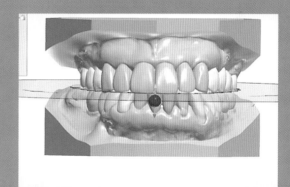
图3-32d 按照鼻翼耳平面导出的咬合平面设计临时修复体。

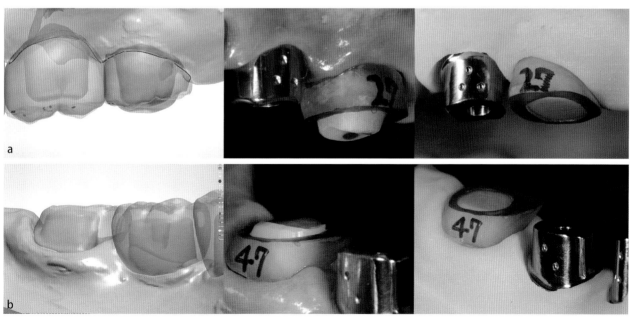
图3-33a、b 使用3Shape的设计软件DentalDesigner，拟合IOS的基牙的数据，检查假想咬合平面和各个基牙之间的修复空间。

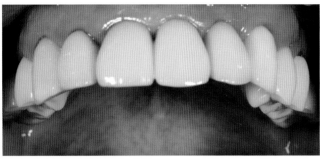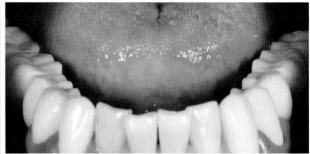

图3-34　按照骨组织基准点确定的假想咬合平面制作的临时修复体。在使用3个月以上后，如果确认没有问题即可进行虚拟交叉上
𬤥架，制作最终修复体。

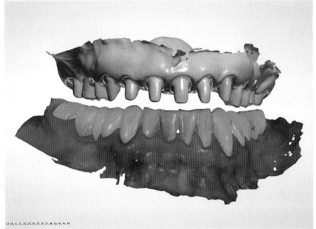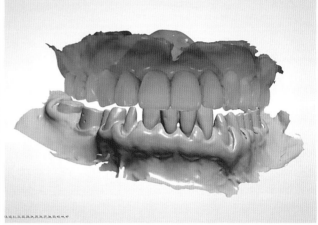

图3-35　虚拟交叉上𬤥架。用IOS扫描基牙的状态，通过叠加与临时修复体的虚拟模型可以互相置换，上下颌进行同样的操作。最
终的上下颌的位置关系是利用叠加最终临时修复体的数据来确认。

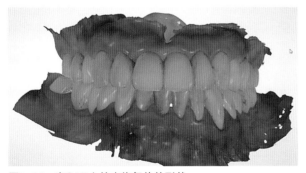

图3-36　在CAD上检查修复体的形状。

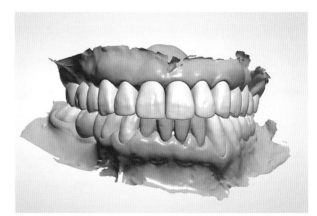

图3-37　虚拟交叉上𬤥架后，叠加临时修复体的数据，
根据需要对虚拟蜡型牙冠形态进行修正，把数据发送到
CAM，制作最终修复体。

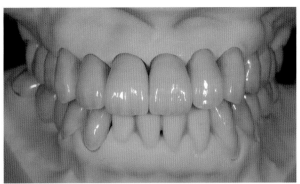

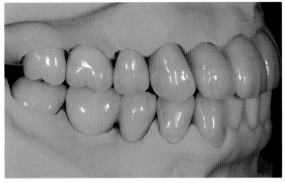
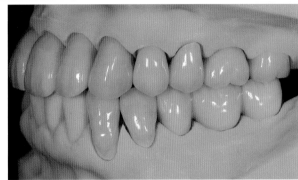

图3-38 最终修复体制作完成。全氧化锆冠在烧结时进行了染色，特别是前牙部分非常自然。在3D打印的模型上进行了邻面接触点的调整。

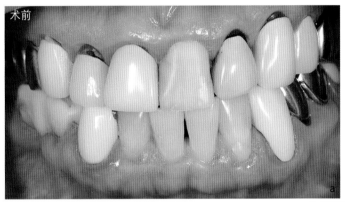

术前

图3-39a、b 术前术后的比较（正面观）。通过数字化技术改善了患者美学和功能。

术后

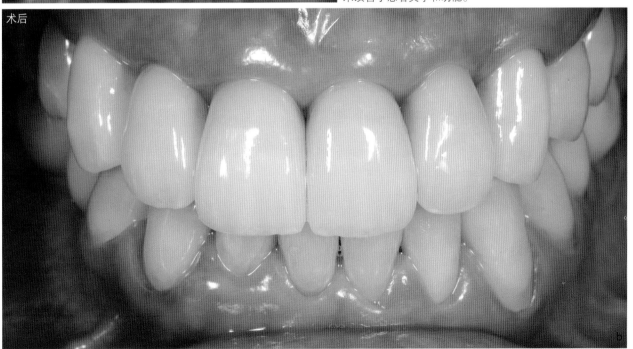

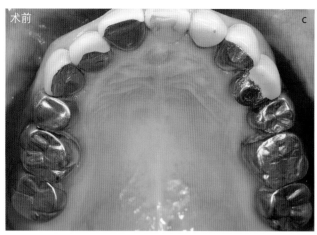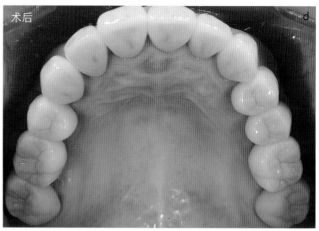

图3-39c、d　术前术后的比较（上颌殆面观）。在进行虚拟交叉上殆架后，根据临时修复体的数据制作了虚拟蜡型。由于上颌右侧第一前磨牙缺失，左右尖牙的位置不同，应用传统方法很难满足美学和功能的要求。在制作虚拟蜡型时首先在一侧制作上颌第一、第二磨牙，然后将其翻转，制作对侧；接着制作第一前磨牙到中切牙，然后使其翻转，制作对侧。最后以单冠制作上颌右侧第二前磨牙，保证了外形的连续和对称。

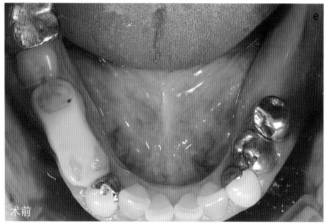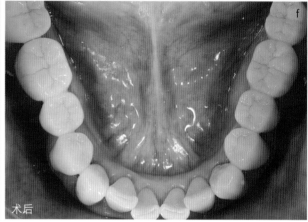

图3-39e、f　术前术后的比较（下颌殆面观），功能稳定。

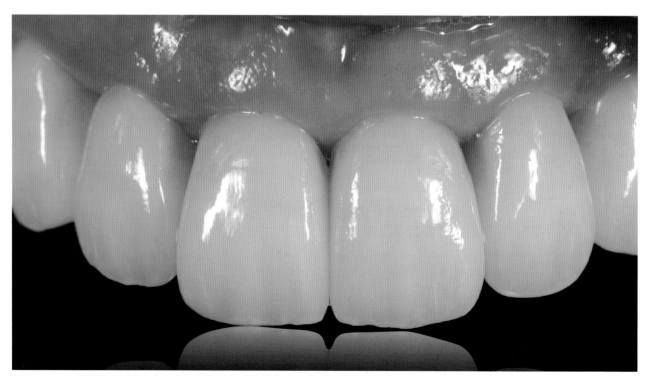

图3-39g　上颌前牙正面观，用CAM切削制作的全氧化锆冠，美学效果令人满意。

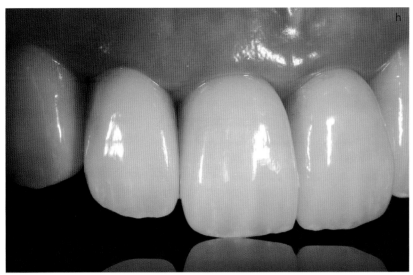

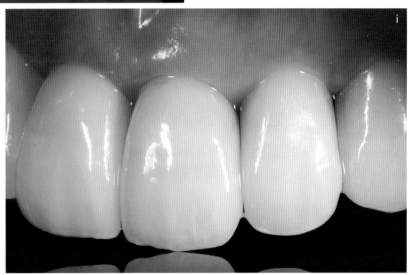

图3-39h、i 上颌左右侧面观。自然美观。

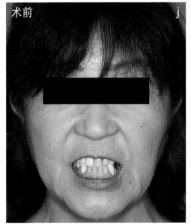
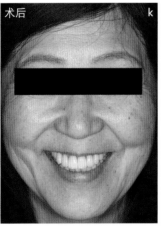
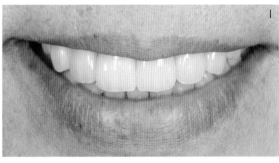

图3-39j~l 微笑时的嘴唇形状也得到改善，患者对治疗结果非常满意。

临床病例3. 应用CBCT与IOS的数据拟合设定咬合平面、确定种植位置和制订正畸治疗计划（图3-40～图3-83）

病例简介

Implant & Ortho-Prosthetics

姓名：K. T.（57岁，男性）

日期：2017年4月1日

牙位：美学、功能问题

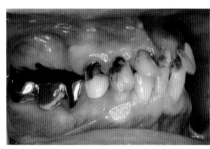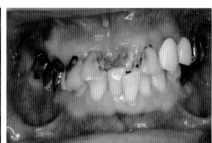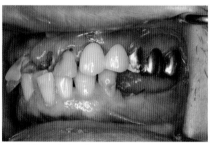

图3-40　初诊时患者的正面观和左右侧面观。磨牙区无法维持垂直咬合高度，上颌前牙区的破坏也在加剧。

主诉

　　上颌右侧磨牙区和下颌左侧磨牙区的修复体脱落后长期放置，导致上颌前牙区也发生了破坏，由于美学和功能的问题给工作带来不便，希望进行全口整体治疗（图3-40）。

提取问题点

i.　上颌前牙区的美学障碍。

ii.　上颌右侧磨牙区和下颌左侧磨牙区咬合支持不足，导致颌位不稳定和咀嚼障碍。

iii.　口内大量的失败修复体引发继发龋和牙周病。

iv.　存在无法保留的残根。

v.　下颌前牙区牙列不齐，造成下颌运动不稳定。

治疗方案

i.　拔除无法保留的牙齿。

ii.　制订从面容诊断出发的咬合重建修复治疗计划。

iii.　为了改善不稳定的牙尖交错位，下颌以正中关系位为基准进行咬合重建。

iv.　将上颌假想咬合平面可视化。

v.　按照下颌前牙区正畸治疗后牙列形态、位置确定种植体植入位点和最终修复。

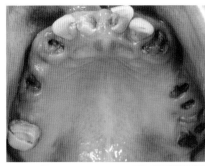
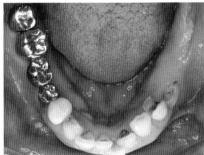
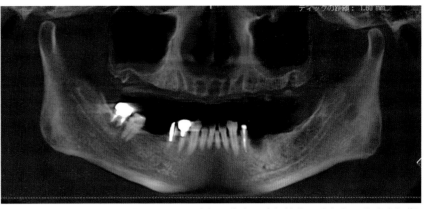

图3-41 初诊时的上下颌殆面观。上颌残留牙基本为残根状态无法保留，在治疗初期阶段进行了拔除（拔牙后的全景片）。下颌去除不良修复体后，拔除了无法保留的牙齿（拔牙后的全景片）。

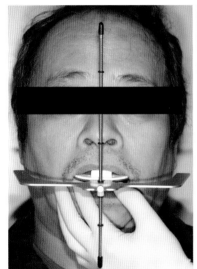
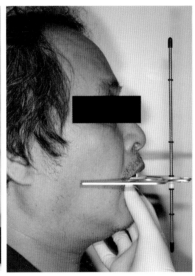
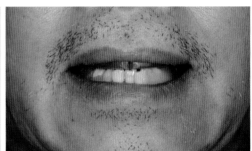

图3-42 患者拒绝配戴即刻过渡义齿。为了植入种植体的同时进行即刻临时修复，制作了蜡堤。使用黄金比例尺和Kois诊断系统，确定了上颌中切牙切端的位置。下颌的牙列缺损部位也制作了蜡堤。

数字化诊疗工作流程

i. 采用传统方法以面容为导向制订美学修复计划。在上颌无牙颌使用蜡堤确定了中切牙切端位置以及软组织水平假想咬合平面。下颌的颌位使用了正中关系位（图3-42）。

ii. 相对于上下颌的牙列缺损部位制作了稳定性高的蜡堤。为了防止在扫描时错位，在蜡堤内放置X线显影性高的标记。首先用TRIOS 3进行了光学取模，然后用CBCT进行包括上颌面部在内的大范围360°的CT摄影。以CT数据为基础，在coDiagnostiX软件中拟合CBCT和IOS的数据，制订了治疗计划。

iii. 以软组织水平鼻翼耳平面为基准，使用黄金比例尺和Kois诊断系统，以传统方式确定了上颌咬合平面。在上颌蜡堤范围内使用3Shape公司的DentalDesigner软件，制作近似于最终牙列形态的虚拟蜡型。

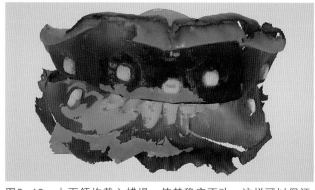

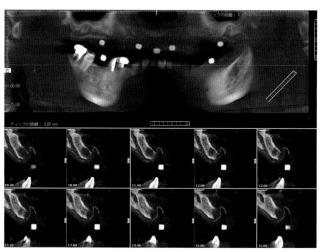

图3-43　上下颌均戴入蜡堤，使其稳定不动。这样可以保证TRIOS和CBCT拍摄时的状态一致。为了使蜡堤能有X线显影性，放置了标记点。

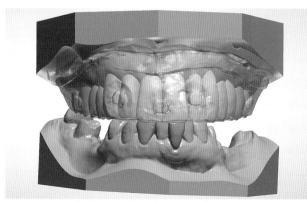

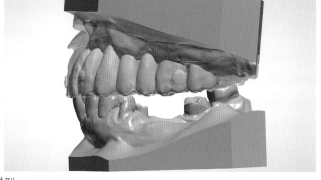

图3-44　尽可能利用上颌蜡堤的形态，在蜡堤的框架内制作虚拟蜡型。

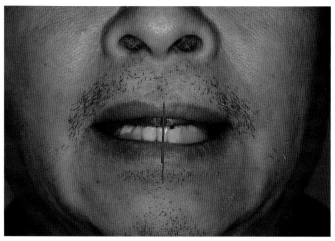

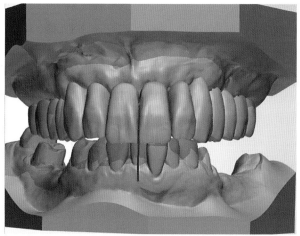

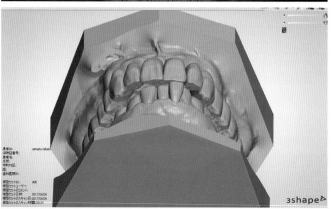

图3-45　使用从面容获得的信息和Kois诊断系统为基准，进行虚拟蜡型制作。上颌虚拟蜡型和TRIOS的下颌数据咬合后，制订下颌牙列正畸治疗计划以及在牙列缺损部位进行种植体植入设计。

iv. 将虚拟蜡型的数据与CBCT的数据反复叠加进行修改。

v. 根据TRIOS和CBCT数据的拟合，一边维持上下颌的颌间距离，一边将虚拟蜡型的牙列形态匹配在上颌，用3Shape公司的Ortho Analyzer软件制订下颌天然牙的正畸治疗计划。

vi. 根据正畸治疗后的牙列位置，在下颌牙列缺损部位制作虚拟蜡型，确定最终种植位点。

vii. 因为种植体植入位点需要以上下颌虚拟蜡型牙冠的位置来决定，所以首先制作含有牙列形态的模板，在患者的口内试戴，对制订的计划进行了验证。

viii. 验证的结果确认了牙列的排列、牙冠形态没有问题。然后制作以修复为导向的上下颌种植外科导板。

ix. 上颌仅在前牙区准备了即刻负重用的临时修复体。

x. 下颌也准备了植入后即刻负重用的临时修复体。

xi. 上颌磨牙区进行上颌窦底提升术，骨整合完成后，再制作全颌的临时修复体。

xii. 上下颌的临时修复到磨牙区之后，再按照治疗计划开始下颌天然牙的正畸治疗。在下颌牙列移动结束后进行对临时修复的调整。由于上颌是无牙颌，咬合不稳定，需要较长时间的调整，确认恢复了美学和功能后进行最终修复。

上颌的治疗流程

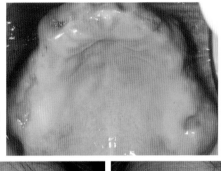
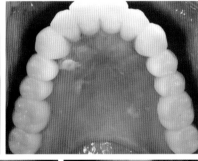

图3-46 为了验证制订的计划是否正确，按照CAD设计制作出包含牙列形态的模板，戴入患者口内，进行了确认（上颌殆面观）。

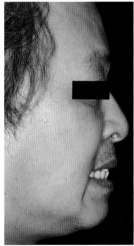
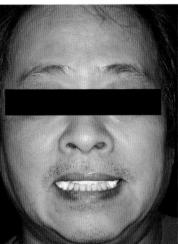
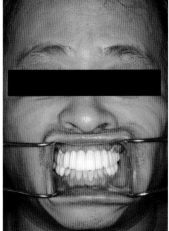
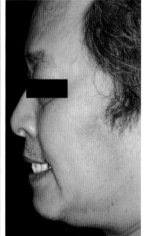

图3-47 口内戴入上下颌的模板，因为是按照正畸后牙列位置制作的，所以和现在口内的残留牙齿并不匹配，只对模板的咬合状态进行了验证和确认。

在虚拟状态下制订的计划与实际的口内状况能否完全吻合，需在患者的口内进行验证。在模板上加X线显影标记（图3-48），在试戴后通过CBCT进行确认。虽然也有在模板中加钡的方法，但是因为没有CAM切削制作的材料，而且多颗牙中含有钡的话会产生伪影，所以选择加标记的方法。

验证了虚拟状态中计划的牙列排列，首先采集TRIOS数据（图3-49），然后在咬合状态下拍摄CBCT。上下颌骨的位置关系可以通过CBCT确认（图3-50）。

将CBCT数据与TRIOS 3扫描的口内数据进行叠加（透明重叠）拟合（图3-51）。检验虚拟治疗计划的咬合关系是否存在问题，以及影响以修复为导向的种植位点的上下颌的位置关系是否正确等。将IOS的数据以CBCT中标记点为基准进行拟合，确认与虚拟计划的状态有无大的偏差。CBCT的精度由设备的体素大小而决定（参照第1章）。

在制订治疗计划时，确认上下颌骨正中线上的位置关系（图3-52）。如需修改的话，将上颌咬合平面用数字化可视化后，确定修正下颌位置的计划。

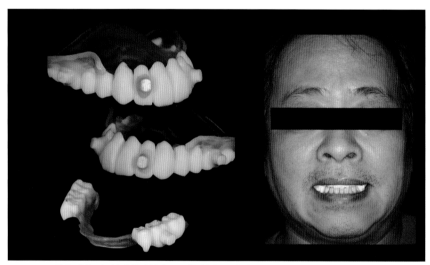

图3-48　验证制订好的虚拟计划是否能够在口内实现，以及虚拟和实际口内是否存在误差。在模板上安装标记点，通过CBCT进行确认。

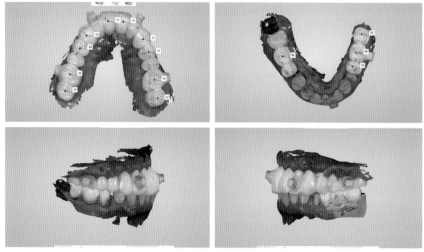

图3-49　根据虚拟计划完成的牙列在口内试戴后，扫描TRIOS数据。

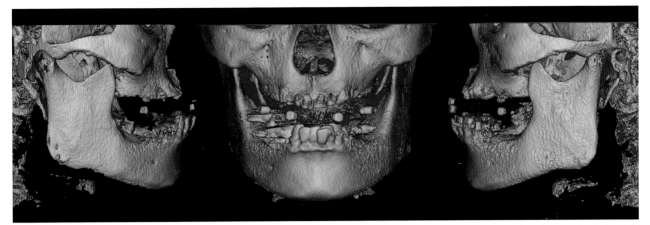

图3-50 戴入模板，拍摄CBCT 。通过患者的口内试戴，检查上下颌骨的位置关系。虽然制作模板的树脂没有显影性，但标记点显影。

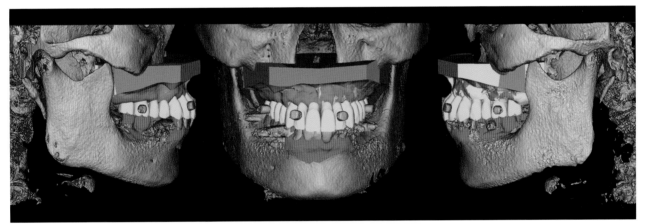

图3-51 将刚才在口内试戴和检查后的IOS数据（图3-49）与CBCT进行拟合，验证。虚拟治疗计划没有大的偏差。

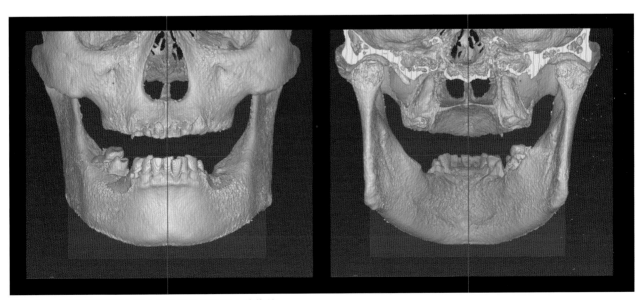

图3-52 上下颌骨的正中线上的位置关系也无大的偏差。

上颌的种植体植入计划

　　模板试戴检查CAD设计的牙齿排列状态，在确认无问题后制作了以修复为导向的种植外科导板（图3-53）。为了行使即刻负重，决定在上颌前牙区左右的中切牙、尖牙、第一前磨牙处植入6颗种植体。进行上颌窦底提升术的同时在左右磨牙区植入种植体。为了加强上颌窦底提升术部位的咬合支持决定在第二磨牙位点追加植入1颗种植体。

　　决定按照正畸治疗后的牙列进行下颌种植，制作了种植外科导板，以便固定到正畸前的牙列。到目前为止的虚拟计划可以参考"视频3-3"。

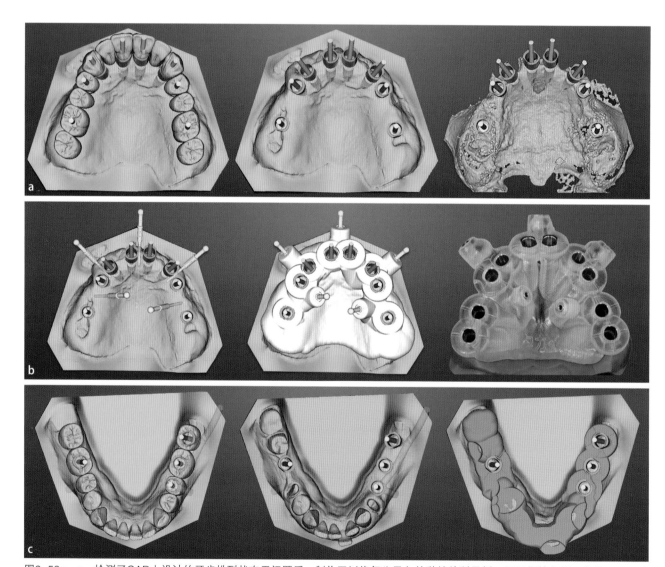

图3-53a～c　检测了CAD上设计的牙齿排列状态无问题后，制作了以修复为导向的种植外科导板。无牙颌的上颌，应用TRIOS采集的口内软组织以及CBCT采集的硬组织数据，拟合后制作的虚拟蜡型，通过患者口内试戴确认无问题。为固定临时修复体，准备在进行即时负重的上颌前牙区的左右中切牙、尖牙以及第一前磨牙处植入6颗种植体。另外，左右磨牙区在做上颌窦底提升手术的同时植入种植体（a）。因为是无牙颌，所以为了固定种植外科导板，在前牙区和磨牙区设计固位钉。另外，为了强化进行上颌窦底提升术的磨牙区的咬合支撑，决定在左右第二磨牙处追加植入1颗（b）。下颌按照正畸治疗结束后的牙列确定种植体植入位置，制作了适合正畸前的牙列的种植外科导板（c）。

视频　　3-3　制订数字化虚拟治疗计划

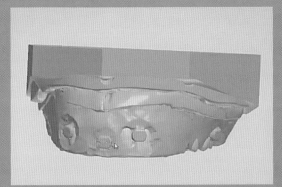

图3-54a　口内扫描仪应用在上颌无牙颌病例。

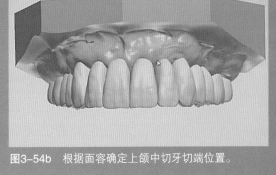

图3-54b　根据面容确定上颌中切牙切端位置。

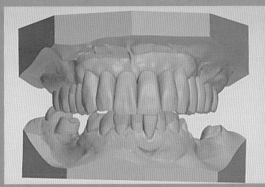

图3-54c　将下颌与设置好的上颌咬合平面咬合在一起。

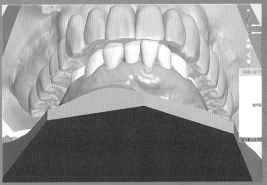

图3-54d　按照上颌牙列制订下颌的正畸方案。

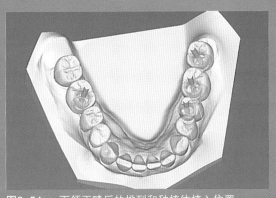

图3-54e　下颌正畸后的排列和种植体植入位置。

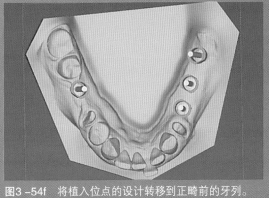

图3-54f　将植入位点的设计转移到正畸前的牙列。

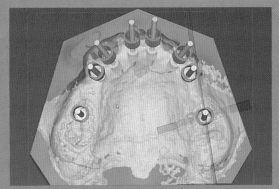

图3-54g　确定上颌的植入位置。

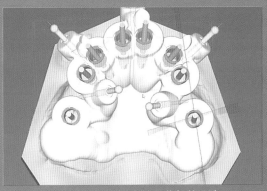

图3-54h　上颌种植外科导板和固位钉的设计。

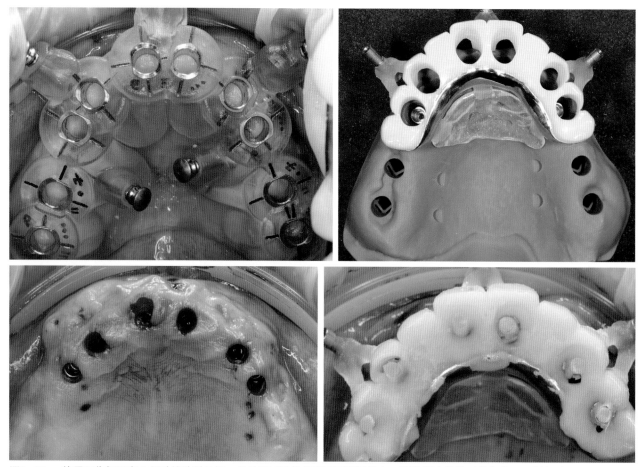

图3-55a　使用固位钉固定上颌种植外科导板，从前牙区到前磨牙区不翻瓣植入，调整并连接临时修复体，即刻负重。

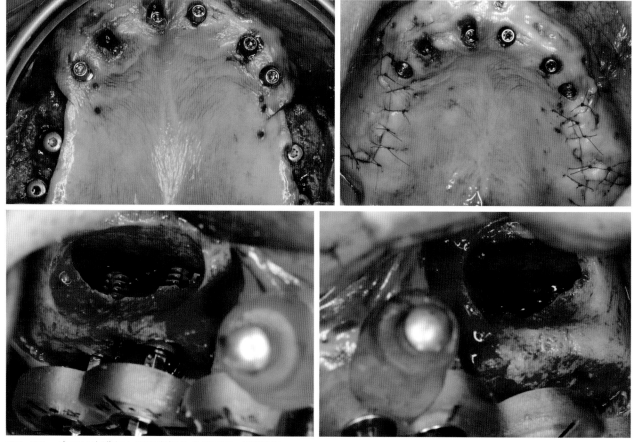

图3-55b　磨牙区在进行上颌窦底提升术的同时，翻瓣植入。

上颌的种植体植入

因为上颌是无牙颌，所以选择使用固位钉固定种植外科导板。从前牙区到前磨牙区不翻瓣进行植入，调整戴入临时修复体，即刻负重（图3-55a）。磨牙区在进行上颌窦底提升术的同时进行翻瓣植入种植体。

上颌在植入种植体后（图3-56），进行光学取模（图3-57，视频3-4）。使用coDiagnostiX软件根据CBCT的数据确定鼻翼耳平面（图3-58）。根据假想咬合平面制作并戴入了第二副临时修复体（图3-59～图3-61）。

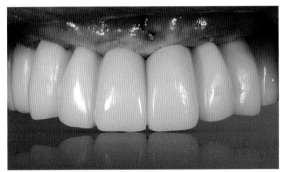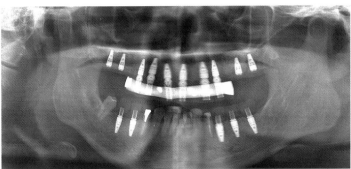

图3-56　上颌种植体植入后的正面观和全景片。

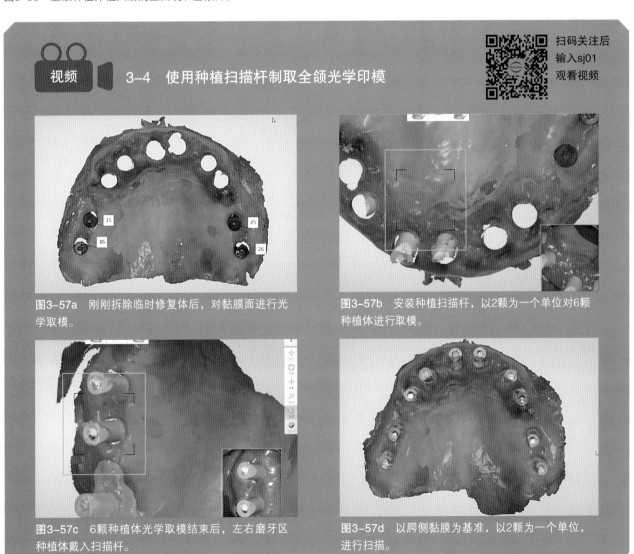

视频 3-4　使用种植扫描杆制取全颌光学印模

扫码关注后输入sj01观看视频

图3-57a　刚刚拆除临时修复体后，对黏膜面进行光学取模。

图3-57b　安装种植扫描杆，以2颗为一个单位对6颗种植体进行取模。

图3-57c　6颗种植体光学取模结束后，左右磨牙区种植体戴入扫描杆。

图3-57d　以腭侧黏膜为基准，以2颗为一个单位，进行扫描。

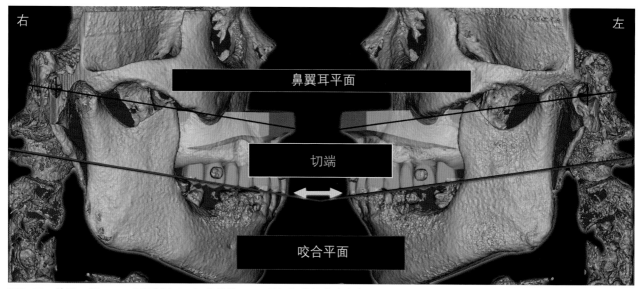

鼻翼耳平面

切端

咬合平面

右

左

图3-58　使用coDiagnostiX可以在CBCT获得的360°骨组织数据中确定鼻翼耳平面。使用最初按照蜡堤排列的虚拟蜡型设定假想咬合平面。左右的假想咬合平面的设定未发现大的偏差。

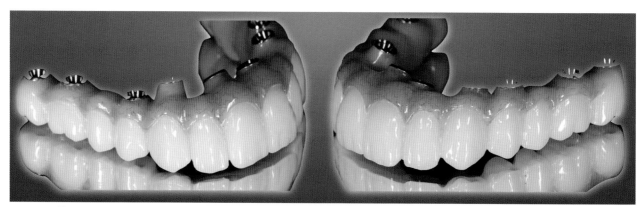

图3-59　按照骨组织设定的假想咬合平面设计临时修复体。

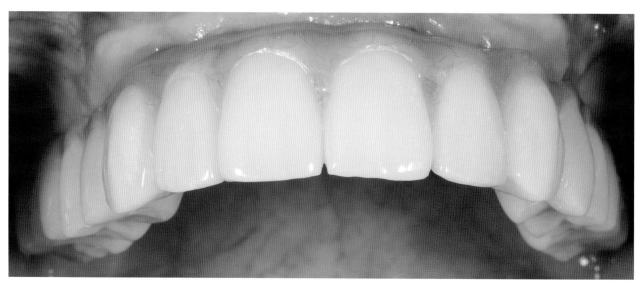

图3-60　用螺丝固位在口内的临时修复体。

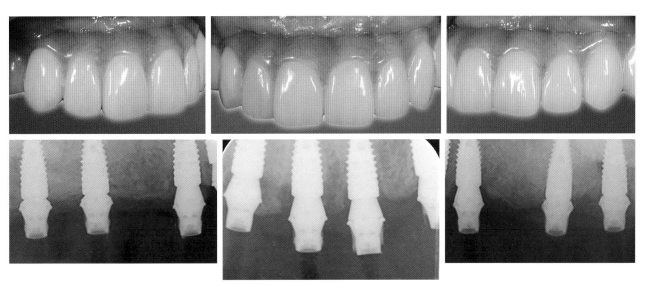

图3-61　用螺丝固位在口内的临时修复体（上）和确认连接状态X线片（下）。

虚拟设计的验证

在戴入上颌临时修复体后，需确认虚拟模型设定的上颌咬合平面是否有问题（图3-62）。

在患者的口内对虚拟计划进行验证，应该在确认精度有无偏差后再进行下一步治疗。数字化技术可以将医生所制订的治疗计划可视化，从3D进行确认。应该在患者口内进行实际验证，通过反馈的数据进行最终确认。

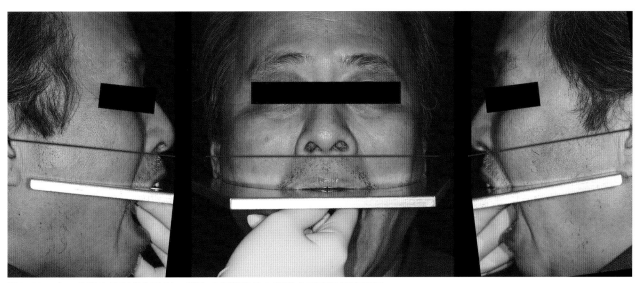

图3-62　在口内戴入临时修复体时，确认虚拟设定的上颌咬合平面是否有问题。

下颌治疗的流程

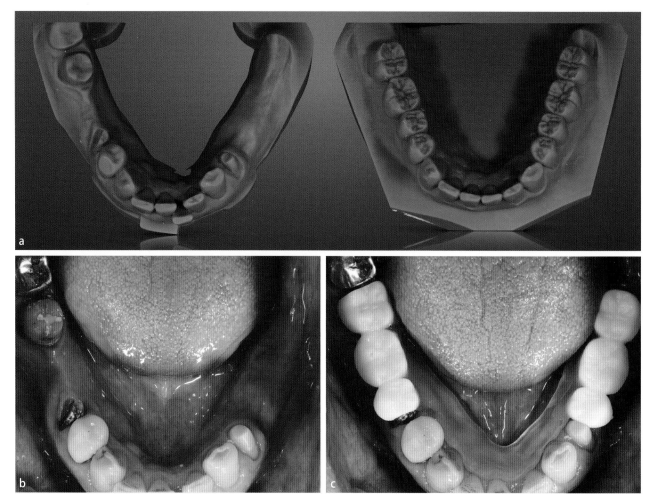

图3-63a～c　为了改善前牙区上下颌的覆𬌗、覆盖关系，下颌需要正畸治疗。正畸治疗结束种植修复后的3D打印模型（a）。因为需要在正畸治疗之前在磨牙区植入种植体，所以制作以正畸治疗前天然牙作为固定的种植外科导板（b、c）。

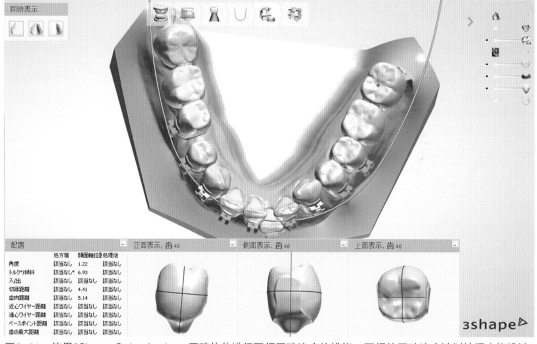

图3-64　使用3Shape Ortho Analyzer正畸软件进行下颌正畸治疗的模拟。下颌的正畸治疗计划按照虚拟设计进行。当上颌更换最终临时修复体后还需要进行微调。

下颌的模拟与治疗流程

为了改善上下颌覆殆、覆盖关系，需要进行正畸治疗。因为下颌磨牙区有牙列缺损，所以计划植入种植体。经过正畸治疗和种植修复后的牙列状态，制作了3D打印模型（图3-63a）。种植植入的位置需要按照下颌正畸治疗后牙列的位置决定。种植手术需要制作以正畸治疗前天然牙列为固定的种植外科导板（图3-63b、c）。

使用3Shape Ortho Analyzer正畸软件对下颌正畸治疗进行模拟（图3-64）。另外在下颌正畸治疗前进行了种植手术（图3-65）。下颌正畸治疗时的牙槽骨与牙齿的关系在虚拟计划中可以查看（视频3-5和视频3-6）。

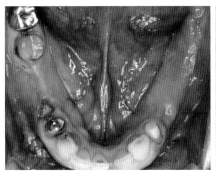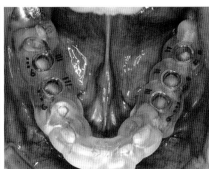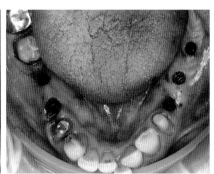

图3-65 应用下颌正畸前的残留牙列固定种植外科导板。在不翻瓣的情况下植入种植体后，利用螺丝固位戴入临时修复体，即刻负重。另外右侧下颌第三磨牙在种植后被拔除。

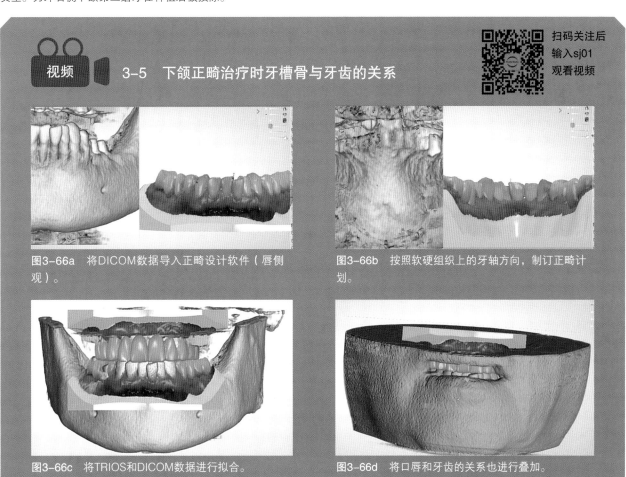

视频 3-5 下颌正畸治疗时牙槽骨与牙齿的关系

扫码关注后
输入sj01
观看视频

图3-66a 将DICOM数据导入正畸设计软件（唇侧观）。

图3-66b 按照软硬组织上的牙轴方向，制订正畸计划。

图3-66c 将TRIOS和DICOM数据进行拟合。

图3-66d 将口唇和牙齿的关系也进行叠加。

扫码关注后
输入sj01
观看视频

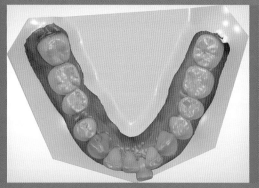

图3-67a　正畸前光学印模，𬌗面观（正畸分析软件）。

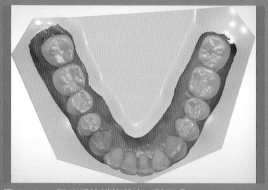

图3-67b　正畸后的模拟状态，𬌗面观。

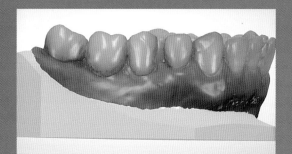

图3-67c　正畸前光学印模，右侧面观（正畸分析软件）。

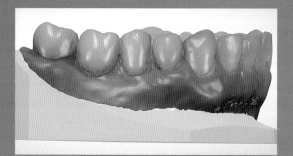

图3-67d　正畸后的模拟状态，右侧面观。

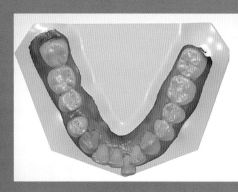

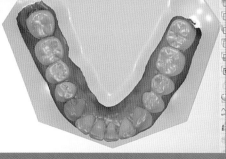

图3-67e　应用正畸分析软件制作的治疗计划（𬌗面观）。

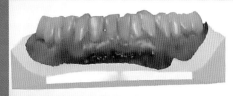

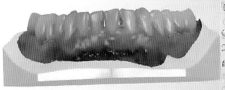

图3-67f　下颌中切牙的移动（正面观）。

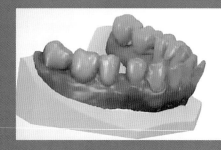

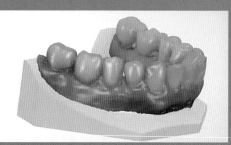

图3-67g　右侧下颌第二磨牙、第二前磨牙的移动（右侧面观）。

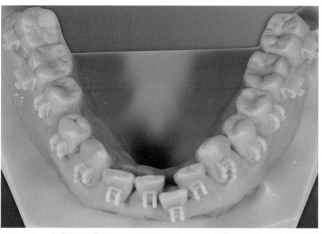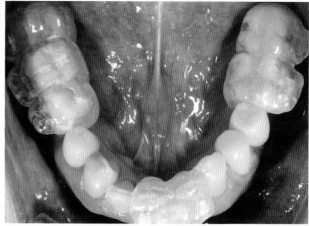

图3-68 本病例没有使用隐形矫治器,而是根据CAD制订的托槽位置,3D打印模型,将指定的托槽转移到口内。

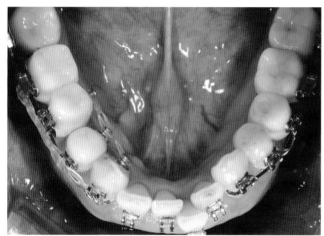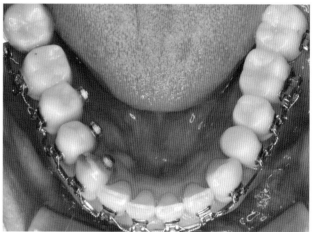

图3-69 正畸治疗开始时和正畸治疗结束时的状态。

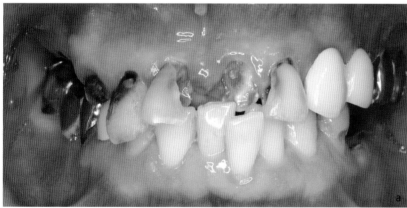

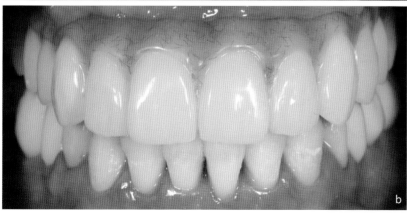

图3-70 术前(a)和戴入与正畸治疗后的牙列匹配的临时修复体(b)的比较。上颌按照骨组织上导出的假想咬合平面,下颌按照正畸治疗结束后的牙列设计临时修复体。经过长期观察,确定颌位稳定后进行最终修复。

临时修复体–最终修复体

　　戴入临时修复体以及下颌正畸治疗结束6个月后，观察下颌运动的稳定性。检查牙尖交错位、前方运动、左右侧方运动状况，发音、食物的滞留状态等，并根据需要进行调整（图3–71和图3–72）。

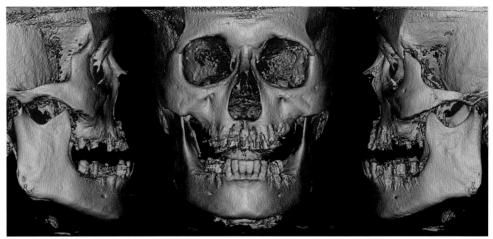

图3–71　戴入临时修复时的CBCT。

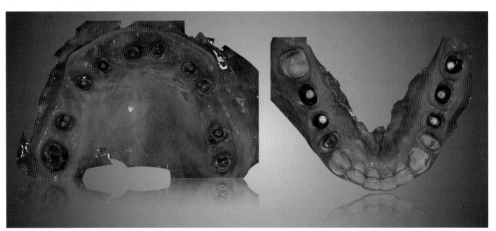

图3–72a　制作最终修复体使用的IOS数据。关于种植体的位置，由于已经保存了制作临时修复体时采集到的IOS数据，因此这次将光学取模的重点放在黏膜面上。

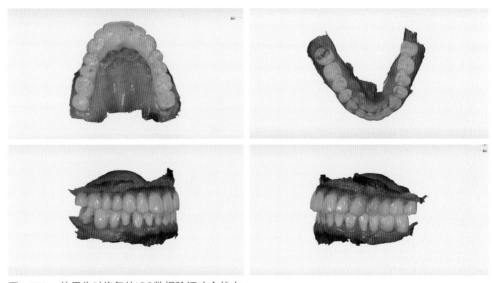

图3–72b　使用临时修复的IOS数据验证咬合状态。

　　IOS采集的包括咬合接触状态信息的口内数据，这些信息在制作最终修复体时非常有用（图3-73）。IOS数据用STL文件格式可以与CBCT叠加（图3-74）。

　　因为可以同时确认牙列的咬合状态和骨骼状况，所以可以检查上下颌骨位置是否偏移、下颌关节头的位置、咬合功能整体的协调状况，在确认没有大问题的基础上进行最终修复体的制作。

　　最终修复体完成，上颌采用切削制作钛支架，粘接氧化锆单冠，牙龈部分使用传统方法混合树脂堆塑（图3-75和图3-76）。

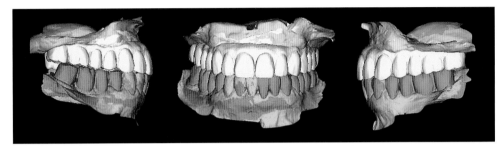

图3-73　将IOS中采集的口内咬合接触关系用STL文件格式与CBCT叠加。

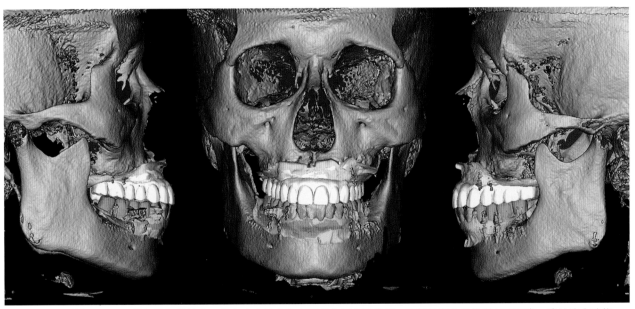

图3-74　IOS数据和CBCT数据叠加的状态。检查咬合状态和上下颌位置有无偏移，下颌关节头的位置是否正常，确认咬合功能。

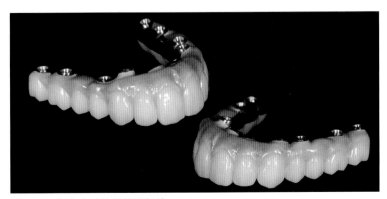

图3-75　制作完成的最终修复体。

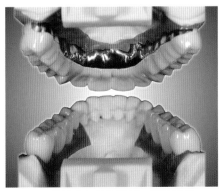

图3-76　最终修复体的腭侧、舌侧面观。

下颌最终修复体的制作流程

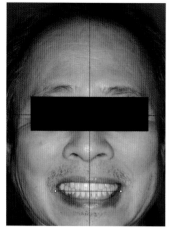

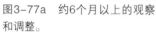

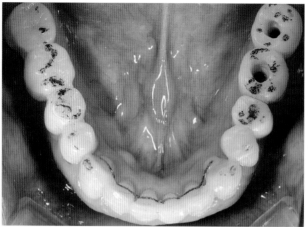

图3-77a　约6个月以上的观察和调整。

图3-77b　下颌种植体从螺丝固位换成钛基台，粘接固位临时修复后，进行观察。光学扫描快速变化的黏膜面非常困难，特别是在3颗牙以上缺损区的种植穿龈轮廓，应分成2颗一组分开进行，这样可以容易地制取光学印模（此病例先进行下颌左侧第一、第二磨牙）。

视频　　3-7　钛基台的数字化虚拟设计

扫码关注后输入sj01观看视频

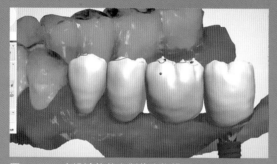

图3-78a　在设计软件上制作虚拟蜡型。

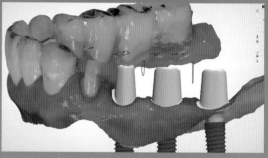

图3-78b　将冠部的接触点显示在𬌗面和邻接面上，进行基台设计。

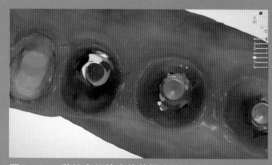

图3-78c　种植穿龈轮廓的数据（𬌗面观）。

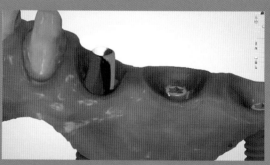

图3-78d　种植穿龈轮廓的数据（颊侧面观）。

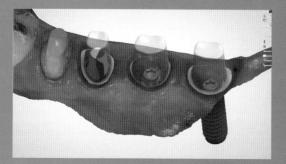

图3-78e　合成设计完成的基台数据。

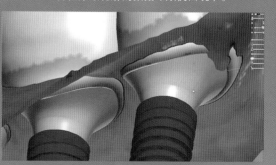

图3-78f　种植穿龈轮廓和软组织。

下颌的光学取模-最终修复体

将下颌种植螺丝固位改成钛基台粘接固位。在光学取模时由于黏膜会快速地发生变化，从而会使扫描变得困难。把临时修复体分成2颗以下，然后进行分区扫描，这样会使扫描变得简单（视频3-7）。

下颌种植体戴入了基台。以修复为导向植入的种植体和基台的位置关系良好（图3-79）。最终修复体按照Spee曲线、Willson曲线制作（图3-80），在美学和功能上都得到了满意的效果（图3-81和图3-82）。

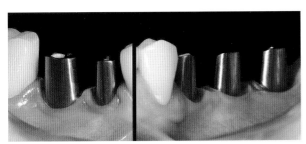
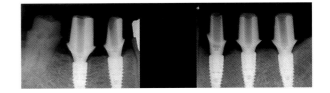

图3-79 下颌种植体的基台用钛制作。

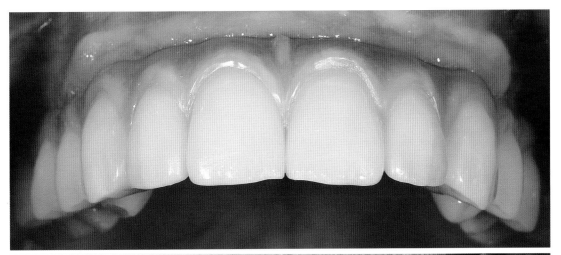
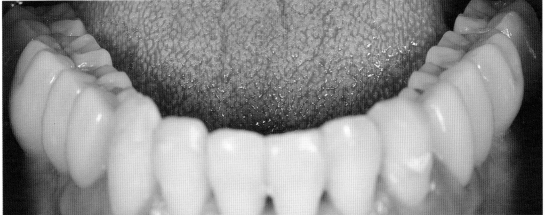

图3-80 戴入最终修复体后的上下颌牙列的状态，Spee曲线、Willson曲线完美呈现。

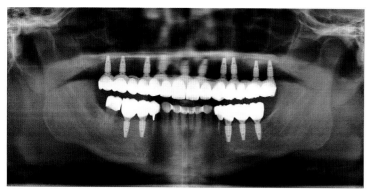

图3-81 戴入最终修复体后的全景片。

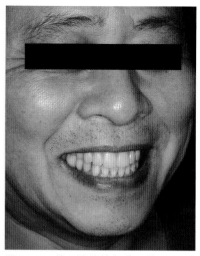

图3-82 戴入最终修复体后的面容。咀嚼效率提高，美学和功能上都得到了令人满意的效果。

最后，比较正畸治疗的虚拟计划和实际正畸治疗后的差异，进行再评估（视频3-8）。

扫码关注后
输入sj01
观看视频

视频 3-8 虚拟治疗计划与实际治疗结果的再评估

下颌通过对虚拟正畸治疗计划和实际正畸治疗后的光学模型进行叠加，可以检查确认牙齿的移动是否符合预定计划要求。白色模型是实际正畸治疗后，黄色模型是最初的正畸治疗计划。在经过6个月的长期观察后，可以确认下颌左侧磨牙区的临时修复体磨损而处于低位，下颌牙弓整体比虚拟计划时更移向近中。另外，假想咬合平面的右侧维持在计划的位置，但是左侧稍微低于假想咬合平面，考虑与下颌左侧磨牙区的磨损有关。

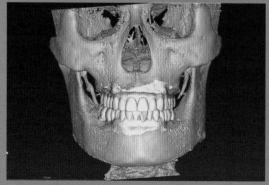

图3-83a 将现在口内的ISO数据与DICOM数据拟合。

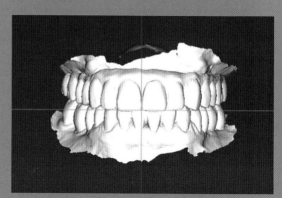

图3-83b 上下颌临时修复体的状态。

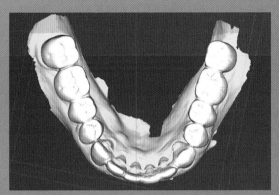

图3-83c 正畸结束后的下颌殆面观（配戴临时修复体）。

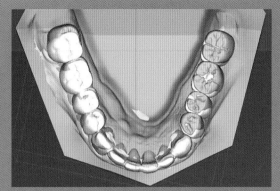

图3-83d 虚拟正畸治疗计划（黄色）与实际正畸结束时（配戴临时修复体）的状态（白色）叠加。

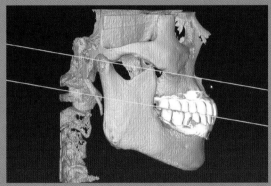

图3-83e 在进行最终修复前，拟合数据，确认临时修复体的咬合平面。

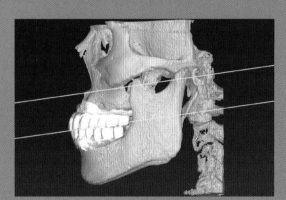

图3-83f 左侧上颌磨牙区稍微突于设定的咬合平面。

5 总结

以下是数字化咬合重建病例中的要点：

i. 正畸治疗前通过数字化模拟可以提高治疗的精确度。在需要多学科联合治疗时便于医生间的相互交流，明确共同的治疗目标。

ii. 从模拟排牙模型制作诊断蜡型到制作牙列缺损部位种植外科导板的过程，数字化技术更简便、更精确。

iii. 通过数字化技术在可视的状态下确认上颌的假想咬合平面和下颌关节头位置。

iv. 将传统修复治疗的知识转移成数字化技术后，可将传统治疗时感知的部分变为可视化，会推进修复治疗的进一步发展。

v. 虚拟模型与以往的模型不同之处在于可以利用软件高精度地叠加数据进行验证。

参考文献

第1章

[1] Zaruba, M., Mehl, A.:Chairside systems: a current review.*Int. J. Comput. Dent.*, **20**(2):123-149, 2017.

[2] Patzelt, S.B., Emmanouilidi, A., Stampf, S., Strub, J.R., Att, W.:Accuracy of full-arch scans using intraoral scanners.*Clin. Oral Investig.*, **18**(6):1687-1694, 2014.

[3] Stimmelmayr, M., Güth, J.F., Erdelt, K., Edelhoff, D., Beuer, F.:Digital evaluation of the reproducibility of implant scanbody fit--an in vitro study. *Clin. Oral Investig.*, **16**(3):851-856, 2012.

[4] Lee, S.J., Betensky, R.A., Gianneschi, G.E., Gallucci, G.O.; Accuracy of Digital vs. Conventional Implant Impressions. : *Clin Oral Implants Res*. **26**(6): 715-719, 2015.

[5] Rhee, Y.K., Huh, Y.H., Cho, L.R., Park, C.J.:Comparison of intraoral scanning and conventional impression techniques using 3-dimensional superimposition.*J. Adv. Prosthodont.*, **7**(6):460-467, 2015.

[6] Richert, R., Goujat, A., Venet, L., Viguie, G., Viennot, S., Robinson, P.,Farges,J.C., Fages, M., Ducret, M.:Intraoral Scanner Technologies: A Review to Make a Successful Impression. *J. Healthcare. Engineering.*, 2017.

[7] 定松義樹：分析の信頼性にまつわる言葉の「信頼性」．CREATIVE 技術報告書，**10**, 39-41, 2011.

[8] Ender, A., Mehl, A.:Accuracy of complete-arch dental impressions: a new method of measuring trueness and precision.*J. Prosthet. Dent.*, **109**(2):121-128,2013.

[9] Renne, W., Ludlow, M., Fryml, J., Schurch, Z., Mennito, A., Kessler, R., Lauer, A.：Evaluation of the accuracy of 7 digital scanners: An in vitro analysis based on 3-dimensional comparisons. *J. Prosthet. Dent.*, **118**(1):36-42, 2017.

[10] Gonzalez de Villaumbrosia, P., Martinez-Rus, F., Garcia-Orejas, A., Salido, M.P., Pradies, G.:In vitro comparison of the accuracy (trueness and precision) of six extraoral dental scanners with different scanning technologies.*J. Prosthet. Dent.*, **116**(4):543-550, 2016.

[11] Lim, J. H., Park, J.M., Kim, M., Heo, S.J., Myung, J.Y.:Comparison of digital intraoral scanner reproducibility and image trueness considering repetitive experience. *J. Prosthet. Dent.*, **119**(2):225-232, 2018.

[12] Ender, A., Mehl, A.:Influence of scanning strategies on the accuracy of digital intraoral scanning systems.*Int. J. Comput. Dent.*,**16**(1):11-21, 2013.

[13] NPO 法人日本歯科放射線学会 診療ガイドライン委員会 編：歯科用コーンビーム CT の臨床利用指針（案）．2017.

[14] Kapila, A.D.:Cone Beam Computed Tomography in Orthodontics: Indications, Insights, and Innovations. Willy Blackwell, 5-102, 2014.

[15] Vizzotto, M.B., Liedke, G.S., Delamare, E.L., Silveira, H.D., Dura, V., Silveira, H.E.:A comparative study of lateral cephalograms and cone-beam computed tomographic images in upper airway assessment. *Eur. J. Orthod.*, **34**(3):390-393, 2012.

[16] Larheim, T.A., Abrahamsson, A.K., Kristensen, M., Arvidsson, L.Z.:Temporomandibular joint diagnostics using CBCT.*Dentomaxillofac. Radiol.*, **44**(1), 2015.

[17] Alkhader, M., Ohbayashi, N., Tetsumura, A., Nakamura, S., Okochi, K., Momin, M.A., Kurabayashi, T.: Diagnostic performance of magnetic resonance imaging for detecting osseous abnormalities of the temporomandibular joint and its correlation with cone beam computed tomography. *Dentomaxillofac. Radiol.*, **39**(5):270-276, 2010.

[18] Ferreira, A.F., Henriques, J.C., Almeida, G.A., Machado, A.R., Machado, N.A., FernandesNeto, A.J.:Comparative analysis between mandibular positions in centric relation and maximum intercuspation by cone beam computed tomography (CONE-BEAM). *J. Appl. Oral Sci.*, **17**(Suppl): 27-34, 2009.

[19] Schechtman, R.L.:Treatment planning for orthodontic-restorative cases with SureSmile technology.*J.*

Clin. Orthod., **48**(10):639-649, 2014.

[20] Mah, J., Sachdeva,R.: Computer-assisted orthodontic treatment: the SureSmile process. *Am. J. Orthod. Dentofacial. Orthop.*, **120**(1):85-87, 2001.

第2章

[1] Gan, N., Xiong, Y., Jiao, T.:Accuracy of Intraoral Digital Impressions for Whole Upper Jaws, Including Full Dentitions and Palatal Soft Tissues. *PLoS One*. 6;**11**(7), 2016.

[2] Jeong, I.D., Lee, J.J., Jeon, J.H., Kim, J.H., Kim, H.Y., Kim, W.C.:Accuracy of complete-arch model using an intraoral video scanner: An in vitro study. *J.Prosthet. Dent.*, **115**(6):755-759, 2016.

[3] Ender, A., Mehl, A.:In-vitro evaluation of the accuracy of conventional and digital methods of obtaining full-arch dental im-pressions. *Quintessence Int*. **46**(1):9-17, 2015.

[4] Jin, S.J., Jeong, I.D., Kim, J.H., Kim, W.C.:Accuracy (trueness and precision) of dental models fabricated using additive manufacturing methods. *Int. J.Comput. Dent.*, **21**(2):107-113, 2018.

[5] Treesh, J.C., Liacouras, P.C., Taft, R.M., Brooks, D.I., Raiciulescu, S., Ellert, D.O., Grant, G.T.,Ye, L.: Complete-arch accuracy of intraoral scanners. *J. Prosthet. Dent.*, **120**(3):382-388, 2018.

[6] Bilbin, M.S., Baytaroglu, E.N., Erdem, A., Dilber, E.:A review of computer-aided design / computer-aided manufacture techniques for removable denture fabri-cation. *Eur. J. Dent.*, **10**:286-291, 2016.

[7] McCoy, G.:Dental compression syndrome: a new look at an old disease. *J. Oral Implantol.*, **25**(1): 35-49, 1999.

[8] Magne, P., Belser, U.:Bonded Porcelain Restorations in the Anterior Dentition. Quintessence, 2002, 48-49.

第3章

[1] Damstra, J., Fourie, Z., Huddleston Slater, J.J., Ren,Y.:Accuracy of linear measurements from cone-beam computed tomography-derived surface models of different voxel sizes. *Am. J. Orthod. Dentofacial. Orthop.*, **137**(1):16.e1-6, 2010.

[2] Flores-Mir, C., Rosenblatt, M.R., Major, P.W., Carey, J.P., Heo, G.:Measurement accuracy and reliability of tooth length on conventional and CBCT reconstructed panoramic radiographs. *Dental. Press. J. Orthod.*, **19**(5):45-53, 2014.

[3] 金田　隆，森　進太郎，十河基文，月岡庸之，田中譲治，井汲憲治：インプラント CT シミュレーションのすべて．砂書房，2012，8 -27.

[4] 日本補綴歯科学会 編：歯科補綴学専門用語集　第 4 版 . 医歯薬出版，2015.

Epilogue

后 记

如今，在现实生活中"没有智能手机就活不下去"，手机已经成为我们生活的必需品。手机诞生是在1985年左右。由于计算机和网络信息的发展，手机也随着时代而不断进化。近年，手机也在影响和改变着我们的日常生活模式和交流方式。比如现在大学的课堂上几乎看不到拼命记笔记的学生，学生们在拿着智能手机录音、拍照和录像。

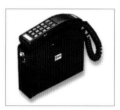

20世纪80年代中期：肩带式手机（租赁）

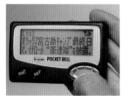

20世纪90年代：传呼机时代的到来

数字化技术也在影响和改变着社会中普通市民的生活。5G网络环境的变化会使彩色3D动画在全世界范围内高速移动，对我们的诊疗环境也产生了巨大的影响。

数字化牙科诊疗伴随着时代的变化，将会像智能手机那样发展，伴随技工物流的变化快速发展。

数字化牙科诊疗的变化速度可能会比想象得更快，本书中介绍的方法可能在几个月后就会被升级改善。

但是，传统诊疗程序的检查、诊断、提取问题点、治疗计划制订、决定治疗方案、治疗、制作修复体、戴入以及维护等基本的流程没有变化。

期待覆盖整个牙科领域的数字化牙科诊疗软件能够早日研发成功。

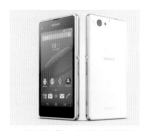

21世纪初期：智能手机登场

最后借此书出版之际，我想衷心感谢给予我大力支持的各位同仁。

感谢山崎长郎先生，在22年前我刚刚开业对于牙科临床迷茫时，参加了东京SJCD正规课程，在第二年被选为东京SJCD理事，至今山崎先生还在继续亲身教授我如何快乐地做好牙科医生。

感谢土屋贤司老师，从我第一次给牙科杂志写作投稿以及讲演开始，土屋先生总是在繁忙的临床工作中抽出自己的宝贵时间给予我详细指导。

感谢横滨核心数码技工室以及协和数字化技工室的技师们。

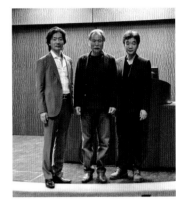

Frank Spear Education
at Scottsdale, AZ. 2012.

感谢医齿药出版株式会社菅野纪彦先生，菅野先生不仅在连载了10年以上的《修复临床（補綴臨床）》杂志的编辑工作上，而且在制作本书时从企划到校正都给予我大力协助。

感谢平时理解并协助我的牙科护士、牙科技师们。感谢从我在横滨开业至今长达20年对患者进行后期维护以及对牙科护士教育方面给予了大力支持的土屋和子女士。

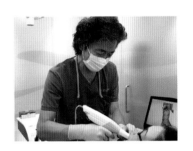

我还要感谢自1993年从横滨港北区开业到2009年搬迁到二子玉川，16年间长期支持我的妻子，同时感谢陪伴了我12年总是带着笑容的爱犬克莱尔。

植松厚夫

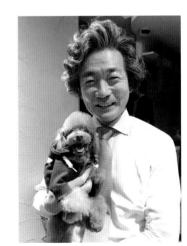

著者简介

植松厚夫

1959年　出生于日本群马县

1985年　日本神奈川齿科大学毕业

　　　　担任日本神奈川齿科大学牙周病学教研室助手

1989年　美国哈佛大学齿学部留学

1993年　开设植松齿科医院（横滨港北区）

2007年　取得博士学位（齿学博士）

2008年　取得新加坡牙科医生行医执照

2009年　开设Uematsu齿科医院（东京都世田谷区二子玉川）

日本种植学会专科医生–指导医生

日本临床齿科学会指导医生

译者简介

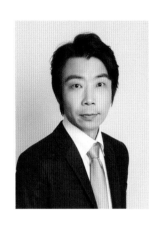

杨磊

日本长崎大学口腔医学博士

华人美学牙科学会副会长

上海永颜齿科创办者

马泷（中国）修复学科带头人

Nobel特聘讲师

日本口腔种植学会会员

日本口腔修复学会会员

日本牙周病学学会会员

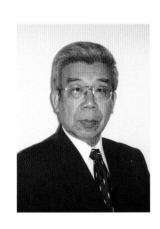

杨果杰

医学博士，教授

1945年　出生

1969年　毕业于首都医科大学医疗系

1969—1974年　外科医生

1975—1986年　首都医科大学生理学教师

1986—1992年　日本京都大学、长崎大学学习工作

1992—1999年　首都医科大学科研处副处长，主任

2003年　日本熊本大学客座教授

1999—2005年　北京大学医学部实验动物科学部主任